Unser Zöli-Kind
Familienalltag mit Zöliakie

Melanie Fottner

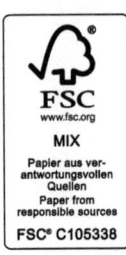

Bibliografische Information der Deutschen Nationalbibliothek:
Die Deutsche Nationalbibliothek verzeichnet diese Publikation in der Deutschen Nationalbibliografie; detaillierte bibliografische Daten sind im Internet über http://dnb.dnb.de abrufbar.

© 2022 Melanie Fottner

Herstellung und Verlag: BoD – Books on Demand, Norderstedt

ISBN: 978-3-7534-5422-1

Vorwort

Liebe Leserinnen und Leser,

die Zahl der neu diagnostizierten Patienten mit Zöliakie ist in den letzten Jahren deutlich angestiegen. Aus medizinischer Sicht sind Zöliakie Patienten häufig "unkompliziert": Die Diagnose kann in vielen Fällen bereits anhand der Blutwerte zweifelsfrei gestellt werden und für die weitere ärztliche Betreuung benötigt man "nur" eine körperliche Untersuchung und Blutentnahme. Dennoch ist uns Kindergastroenterologen natürlich bewusst, dass die Erkrankung die betroffenen Familien vor enorme Herausforderungen stellt. In dem folgenden Text beschreibt die Autorin, welche emotionalen, medizinischen und pädagogischen Probleme nach der Diagnosestellung "Zöliakie" auf sie zugekommen sind und wie sie diese erfolgreich gemeistert hat.

Ich wünsche Ihnen viel Spaß bei der Lektüre!

Dr. med. Stefan Razeghi

Facharzt für Kinderheilkunde und Jugendmedizin, Kindergastroenterologe

Inhaltsangabe

Grußwort

Liebe Leserinnen und Leser,

dieser Ratgeber ist mein Herzensprojekt. Ich habe ihn nicht nur für euch als betroffene Eltern geschrieben, sondern auch für Großeltern, Onkel, Tanten und Freunde. Einfach für jeden, der sich der Diagnose Zöliakie bei einem (Klein-)Kind stellen möchte oder auch muss.

Generell stellt Zöliakie jede Familie vor große Herausforderungen. Umso mehr, wenn die Diagnose ein Kleinkind betrifft. Unsicherheit und Überforderung sind in der ersten Zeit ständige Begleiter.

Unserer Familie ging es nicht anders. Ich kann mit Gewissheit sagen: Das erste Jahr ist das schwerste. Zwar bin ich weder Medizinerin, noch Psychologin und auch keine Ernährungsberaterin, aber ich bin Mama von einem Zöli-Kind. Diese Erfahrungen und Tipps, sowie meine Sicht auf manche Dinge möchte ich gerne mit euch teilen.

Auch habe ich für euch einige tolle Blogger, Bäcker, Onlinehändler und im Internet verfügbare Anlaufstellen für euch zusammengetragen, die meiner Meinung nach wirklich sehr hilfreich sind und euch in der ersten Zeit nach der Diagnose unterstützen können. Bitte beachtet, dass sich gerade in der schnelllebigen Internetwelt der eine oder andere Link mal ändern kann und ich keine Gewährleistung übernehmen kann, sollte ein QR – Code nicht mehr funktionieren. Dennoch wird mein Buch euch helfen, das erste harte Jahr zu bewältigen. Euch Mut machen. Ratschläge für den Alltag geben. Auch scheinbar banale Dinge an die man denken muss, sollen hier erwähnt werden. Ich möchte euch zeigen, dass ihr nicht alleine seid. Nicht nur mit der Diagnose Zöliakie sondern auch mit den emotionalen Höhen und Tiefen, die diese Autoimmunkrankheit manchmal mit sich bringt. Ich werde nichts schönreden oder blumiger erzählen als es in Wirklichkeit ist. Jede Familie mit einem Zöli-Kind steht genau vor den gleichen Problemen und Herausforderungen.

Das erste Jahr hat mir als Mutter verdammt viel abverlangt. Die Nerven lagen oft blank und es gab leider keine Stopptaste, die man in diesem Moment hätte drücken können. Ich persönlich suchte vergeblich nach einem solchen Ratgeber, der den Knoten im Kopf ein wenig entwirrt, Ängste nimmt und Mut macht.

Und somit hoffe ich euch zu helfen, damit ihr nicht den Kopf in den Sand steckt, sondern einen Weg zurück in den Alltag findet. Denn so dramatisch ist Zöliakie nicht, wenn man sich an einige Regeln hält. Also packen wir es an!

Eure *Nelli*

P.S. Falls ihr mir schreiben möchtet, könnt ihr das gern über meinem Instagram Account tun:
https://www.instagram.com/unserzoelikind/

1. Die Diagnose Zöliakie

„Ja, eindeutig Zöliakie." sagte der Arzt nüchtern. „Haben Sie sich denn schon eingelesen?" Ich nickte. Natürlich informiert man sich im Vorfeld. Man möchte doch für den Fall der Fälle vorbereitet sein, welch eine Frage. Ich habe im Internet recherchiert, mich in sämtlichen Foren herumgetrieben, mich quasi schlau gelesen. Doch wie unvorbereitet und naiv ich war, sollte ich schnell merken.

Die Krankenschwester fragte mich, ob ich eine glutenfreie Knabberei für unsere Tochter dabei hätte. Es würde helfen den Kreislauf nach der Narkose wieder in Schwung zu bringen. Verstohlen kramte ich in meiner Handtasche und musste feststellen, dass ich nur „normale" Kekse dabei hatte. Die Krankenschwester reichte mir, wie selbstverständlich, glutenfreien Zwieback (schien nicht das erste Mal zu sein, dass eine Mama unvorbereitet war).

Da lag sie nun, unsere Kleine in ihrem Bettchen, immer noch verkabelt vom Eingriff der Biopsie und kam wieder langsam zu sich. Und während ich sie gedankenverloren streichelte, nahm ich die Erklärungen des Arztes gar nicht mehr – oder nur noch unbewusst – wahr. Ich saß neben dem Krankenbett unserer Kleinen und hörte nur Fetzen der Diagnose – ...noch nicht hochgradig akut ...Darmzotten ...sofortige glutenfreie Ernährung ...soll mit dem zukünftigen Gastroenterologen alles Weitere besprechen....

Wir fuhren nach Hause, ich versuchte meine Gedanken zu sortieren, aber sie kreisten wild umher – Zöliakie.

Das heißt kein Getreide – sprich kein Brot, Nudeln und auch keine in der Handtasche verborgenen Kekse mehr. Aber warum genau nochmal nicht? Hätte ich doch nur besser aufgepasst, als der Arzt es mir erklärt hat. Aber es waren schlichtweg zu viele Informationen. Ich musste mir eingestehen, dass ich mich anscheinend noch tiefer in die Materie einlesen, sprich mich damit auseinandersetzen musste. Oberflächliches Halbwissen brachte mich und unsere Tochter nicht weiter.

Bestimmt ging es euch auch so oder so ähnlich bei der Diagnosestellung eures Kindes. Dieser Moment, in dem man versucht dem Arzt zuzuhören und es doch nicht schafft. Zu viele Emotionen und Gedanken blockieren einen völlig. Da ist die Erleichterung, dass nun endlich die Beschwerden des Kindes ein Ende haben. Gleichzeitig auch die Angst vor den Veränderungen. Dazu gesellt sich die Verunsicherung, alle Veränderungen überhaupt zu schaffen. Natürlich auch großes Mitleid für das Zöli-Kind. Und selbstverständlich auch Wut, warum es denn so sein muss.

Doch nun ist er da, dieser bisher nur theoretische Ernstfall. Man hat sich den Moment der Diagnosestellung immer und immer wieder vorgestellt. Hat im Vorfeld viel darüber gelesen, sich informiert. Und doch ist er anders, so surreal. Es klingt alles so theoretisch und nach Lehrbuch, diese Flut an Informationen muss erst einmal sortiert werden. Die Tragweite dieser Diagnose ist einem zu dem Zeitpunkt nicht bewusst. Darüber nur zu lesen ist etwas vollkommen anderes. Bei meinen Recherchen bin ich auf folgendes Zitat gestoßen: „Zöliakie-Patienten müssen sich an eine lebenslange, glutenfreie Diät halten und dann ist es auch kein Spaß mehr, weil die Betroffenen nicht mal das gleiche Brotmesser benutzen dürfen oder den gleichen Toaster oder die gleiche Rührschüssel."[1]

Klingt in der Theorie ganz einfach, oder? Doch in der Praxis sieht es leider anders aus. Eine Ernährungsumstellung ohne Fachwissen ist sehr schwer möglich. Somit kommt Ihr um die Theorie nicht herum. Gilt es ja nun zu wissen, was genau Zöliakie für eure Zukunft bedeutet und welche Folgen eine nicht konsequent eingehaltene Ernährungsumstellung für euer Zöli-Kind hat.

Was genau ist Zöliakie?

Ich werde nicht zu tief und detailliert auf das Thema eingehen. Zum einen handelt es sich hier nicht um ein Medizinlexikon und zum anderen bin ich keine Medizinerin. Mein Ziel mit diesem Kapitel ist es, dass euch die Dringlichkeit der Ernährungsumstellung so schnell wie möglich bewusst wird. Daher stelle ich die wichtigsten Fakten kurz und verständlich zusammen:

Zöliakie ist eine Autoimmunkrankheit

Wie bei jeder Autoimmunkrankheit aktiviert der Körper eine Abwehrreaktion gegen sich selbst, sobald er mit gewissen Triggerstoffen in Kontakt kommt. Im Falle von Zöliakie heißt der Triggerstoff Gluten, bekannt auch als Weizeneiweiß oder Klebereiweiß.

---

[1] Lars Selig (Leiter des Ernährungsteams am Leipziger Uniklinikum)

Doch was macht Gluten mit dem Körper?
Im menschlichen Dünndarm befindet sich die Darmschleimhaut.
Auf dieser Darmschleimhaut sitzen die Darmzotten. Diese
Darmzotten sind für die Nährstoffaufnahme (also Vitamine, Mi-
neralstoffe usw.) zuständig. Nimmt ein von Zöliakie betroffener
Mensch Gluten zu sich, bildet sein Körper Antikörper. Diese
Antikörper zerstören die Darmschleimhaut und somit auch die
Darmzotten, bis diese keinerlei Nährstoffe mehr aufnehmen
können. Die Nahrung wird also mitsamt den Nährstoffen wieder
ausgeschieden.

Die Folgen, wenn eine glutenfreie Ernährung bei Zöli-Kindern
nicht eingehalten wird, sind Mangelerscheinungen, Wachstumsstörungen, bis hin zu Osteoporose oder gar Darmkrebs im Er-
wachsenenalter.

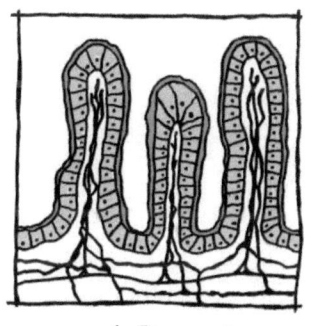 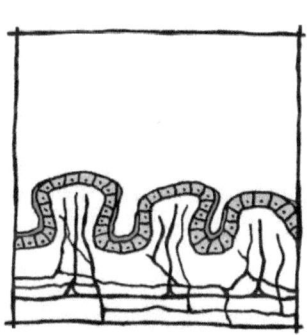

gesunde Darmzotten   Darmzottenrückgang

Um eines gleich vorweg zu nehmen, und somit jeglichen Irrtum
auszuräumen: Zöliakie ist zum momentanen Zeitpunkt nicht
heilbar.

Es bedeutet eine lebenslange glutenfreie Ernährung – und verzeiht keine Fehler! Selbst kleinste Spuren von Gluten können den Körper (die Darmzotten) schädigen. Es gibt keine Ausnahmen, keinen sogenannten „Cheatday", auch nicht Omas Kuchen mit nur wenig Mehl. Denn auch kleinste Mengen Gluten können die ganze Ernährungsumstellung erst mal zunichtemachen und es muss wieder von vorne begonnen werden. Hierbei spielt es keine Rolle, ob viel Gluten zu sich genommen wird oder nur Spuren davon. Aber darauf komme ich später noch detaillierter zu sprechen.

Aus der KIGGS Studie[2] (eine Langzeitstudie des Robert Koch Instituts von 2015) geht hervor, dass etwa 1% der deutschen Bevölkerung von Zöliakie betroffen ist. In Zahlen ausgedrückt sind das ca. 830.000 Menschen in Deutschland, die an Zöliakie leiden (Stand 2022).

Lange Zeit wurde Zöliakie als Kinderkrankheit abgetan. Heute weiß man, dass die Krankheit gravierende Folgen hat und bei weitem nicht nur Kinder betrifft – oder sich wieder auswächst. Die Dunkelziffer von unerkannten Zölis, auch und gerade bei Erwachsenen, ist hoch. Warum? Zöliakie zu erkennen ist nicht immer leicht, die Symptome variieren. Von offensichtlichen Symptomen wie Bauchweh, Durchfall, Erbrechen oder Unwohlsein nach dem Essen, gibt es auch noch die asymptomatische Zöliakie oder stille Zöliakie.

Diese ist tückisch, denn Symptome, die ganz eindeutig und ausschließlich auf Zöliakie hinweisen würden, gibt es nicht.

---

[2] Nachzulesen unter: https://www.aerzteblatt.de/archiv/171573/Zoeliakiepraevalenz-bei-Kindern-und-Jugendlichen-in-Deutschland (zuletzt aufgerufen am 23.07.2022)

Dies war bei unserer Tochter der Fall, deren Zöliakie nur durch Zufall, im Zuge eines Allergietests, bemerkt wurde. Somit ist die Wahrscheinlichkeit, eine asymptomatische Zöliakie bei Kindern frühzeitig zu erkennen, sehr gering. Leider bemerkt man hier die Zöliakie erst, wenn es bei Kindern bereits zu Mangelerscheinungen oder Wachstumsstörungen gekommen ist, also die Darmzotten sich soweit zurückgezogen haben, dass sie keinerlei oder zu wenig Nährstoffe aufnehmen können.

Aber – und jetzt die gute Nachricht – durch eine konsequente Einhaltung der glutenfreien Ernährung, regenerieren sich die Darmzotten auch wieder.

Wurde also Zöliakie in der Familie diagnostiziert, sollten sich auch die restlichen Familienmitglieder testen lassen, da das Risiko an Zöliakie zu erkranken, bei Familienmitgliedern erhöht ist. Und zwar alle: die Eltern, die Geschwisterkinder, die Großeltern, Onkel und Tanten. **Es ist wichtig**!

Aus eigener Erfahrung weiß ich, dass es nicht immer einfach ist, die lieben Verwandten zu einem Test zu überzeugen. Sätze wie „Ich habe so etwas nicht." oder „Ich habe keine Probleme, wenn ich Weizen esse." hörte ich ständig. Ja, mag sein, dass es keinerlei Probleme beim Verzehr von glutenhaltigen Produkten gibt. Hatte unsere Tochter auch nie. Doch eine übersehene Zöliakie kann schwerwiegende Erkrankungen mit sich bringen, wie zum Beispiel Osteoporose oder Darmkrebs.

Ich möchte aber auch ehrlich sein, bei einigen Verwandten habe ich mittlerweile aufgegeben, sie für einen Bluttest begeistern zu wollen. Auch wenn es mir wirklich sehr leid tut, da mir diese Menschen natürlich am Herzen liegen. Aber irgendwann merkt man, dass sein Gegenüber definitiv nicht gewillt ist, sich mit

Zöliakie auseinander zu setzen. Dabei sprechen wir im ersten Schritt nur von einem kleinen Piks und nicht vom Ende der Welt. Man sollte bedenken, dass es hier um die Gesundheit geht. Bei dem Test wird eine Blutprobe genommen und dann auf spezifische Antikörper untersucht. Diese speziellen Antikörper werden nur bei einer Zöliakie gebildet. Sollte das Ergebnis positiv sein, folgt meist eine Biopsie des Dünndarms mittels einer Magenspiegelung. Diese Biopsie liefert dann den schlussendlichen Beweis einer Zöliakie und gibt Aufschluss über den aktuellen Zustand des Darms.

Wie auch immer ihr zu der Diagnose eures Kindes gekommen seid, seid froh, dass die Diagnose so früh gestellt wurde. Euer Kind wird in eine glutenfreie Ernährung hineinwachsen und diese als selbstverständlich ansehen. Führt euch das immer wieder vor Augen! Auch wenn es sich im ersten Moment nur zynisch anhört.

Wo versteckt sich Gluten?

Mit der Diagnose Zöliakie im Gepäck brachte ich unsere Kleine erst mal nach Hause. Sie war so tapfer und hat die Biopsie gut überstanden. Jetzt ist sie also ein kleiner Zöli. Wie gut, dass sie noch nicht begreift, was alles auf sie zukommen wird. Doch nun heißt es erst mal Ärmel hochkrempeln und alles Gluten aus unserer Küche, unserer Speisekammer und somit aus unserem Leben zu verbannen!

Zu Hause angekommen, hetzte ich gleich in die Speisekammer. Bewaffnet mit einem Müllsack in der Hand, suchte ich nach allem was aus Getreide bestand. Nudeln – weg! Mehl – weg!

Toastbrot – zack weg! Grieß – rein in den Sack! Dann hielt ich inne und starrte auf die Packung Haferflocken, was ist eigentlich mit denen? Oder der Brühe? Die Fertigtomatensauce? Dem Couscous?

Ich las mir die Zutaten auf den Produkten durch. Hatte ich doch im Internet gelesen, dass Gluten sich überall verstecken kann. Aber welche Inhaltsstoffe es genau betrifft, wusste ich nicht. Stand ja nicht überall das Wort GLUTEN in den Zutatenlisten. Irgendwann stand ich mit meinem Müllsack weinend in der Speisekammer; ich begriff langsam das Ausmaß der Ernährungsumstellung. Ich hatte keine Ahnung, in welchen Zutaten sich Gluten versteckt, oder von welchen Getreidesorten wir überhaupt sprechen.

Das Beste was ihr also nach der Diagnose tun könnt und sollt: Nicht in Panik geraten! Ja, es sind viele Informationen, die auf einen einprasseln, aber lasst euch nicht aus der Ruhe bringen. In erster Linie solltet ihr wissen, welche Getreidesorten und Zutaten ihr von eurer Einkaufliste streichen müsst.

Ab sofort muss auf folgende Getreidesorten und Zutaten verzichtet werden:

- Bulgur

- Dinkel

- Einkorn

- Emmer

- Gerste, Gerstenmalz, Gerstenmalzextrakt

- Grünkern

- Hafer (eigentlich glutenfrei, aber produktionsbedingt hochgradig kontaminiert, siehe Seite 23)

- Kamut

- Roggen

- Seitan

- Triticale

- Weizen und Weizenstärke

- Weizeneiweiß (anderer Begriff für „Gluten")

- Weizenkleber (anderer Begriff für „Gluten")

Wenn auf einem Produkt eine von diesen Zutaten aufgelistet ist, ist das Produkt nicht glutenfrei! Auf der letzten Seite ist diese Liste nochmal für euch zum heraustrennen. Die könnt ihr dann wie ein Mantra jeden Tag lesen und natürlich auch zum Einkaufen mitnehmen.

In Deutschland gilt eine Kennzeichnungspflicht für Allergene – also auch Gluten – für Lebensmittel in Zutatenlisten. Auch müssen Hersteller allergene Zutaten in der Zutatenliste optisch hervorheben, zum Beispiel durch **Fettdruck**, GROSSBUCHSTABEN oder <u>Unterstreichung</u>.

Aber: Bitte verlasst euch nicht auf eine optische Hervorhebung der Allergene. Ich habe auch schon Lebensmittel in den Händen gehalten, deren Hersteller die Allergene nicht optisch hervorgehoben haben.

Manche Firmen kennzeichnen ihre Produkte mit einem glutenfrei Siegel in Form einer durchgestrichenen Weizenähre. Dieses Siegel erhalten Hersteller aber nur, wenn sie einen glutenfreien Zertifizierungsprozess von einer offiziellen Organisation vollzogen haben und somit die vorgegebenen Richtlinien einhalten.

Gekennzeichnet wird auch mit dem gedruckten Wort/Worten: „glutenfrei" oder „Von Natur aus glutenfrei". Auch hier müssen Hersteller sicherstellen und beweisen, dass ihr Produkt – angefangen von Lieferanten bis hin zur Fertigstellung – auch wirklich glutenfrei ist. Egal, ob kostenintensiver Zertifizierungsprozess oder Beweispflicht, den Herstellern entsteht ein Aufwand. Da liegt es nahe, dass es natürlich auch glutenfreie Produkte zu kaufen gibt, die nur nicht als solche direkt gekennzeichnet sind.

Hier hilft dann nur ein Blick auf die Zutatenliste.
Folgende Getreide, Getreideprodukte und Alternativmehle
(Pseudomehle) sind glutenfrei:

- Hafer
- Maismehl/Maisstärke
- Buchweizen
- Soja
- Kartoffelmehl/Kartoffelstärke
- Hirse
- Amaranth
- Quinoa
- Teffmehl
- Reis
- Tapiokamehl
- Guarkernmehl
- Johannisbrotkernmehl
- Chiasamen/Chiasamenmehl
- Kokosmehl
- Kastanienmehl

Soweit so gut. Aber es wäre ja nun viel zu einfach, anhand dieser beiden Listen einfach die glutenfreien von den glutenhaltigen Zutaten unterscheiden zu können.

Denn leider kommt es bei so gut wie allen glutenfreien Mehlen und deren Erzeugnisse produktionsbedingt oft zu einer Kontamination, sprich Verunreinigung mit Gluten. Zu dem Thema Kontamination komme ich später noch ausführlicher.

Beispiele: Mit sehr hoher Wahrscheinlichkeit wurden die Haferfelder mit den gleichen Mähdreschern abgeerntet, wie zuvor die Weizenfelder.

Oder in der Mühle wird mit Sicherheit sowohl Weizenmehl als auch Buchweizenmehl hergestellt. Hier ist der Kontakt zu Gluten vorprogrammiert.

Ihr seht schon: Das große Problem ist, dass wir Endverbraucher es nicht genau wissen können. Sicherheit bringt nur:
- ein Telefonat mit dem Hersteller
  oder
- die erlaubten Getreide sind glutenfrei deklariert

Fazit: Erlaubte Getreide, Pseudomehle und deren Endprodukte (wie Flocken, Grieß, Mehl, Chips, Milchersatzprodukte oder Flakes) dürfen folglich **nur** konsumiert werden, wenn diese als glutenfrei gekennzeichnet, und somit für Zölis zulässig sind.

Macht euch also jedes Mal wieder bewusst: Die Alternativmehle – eigentlich von Natur aus glutenfreie Mehle – sind mit sehr hoher Wahrscheinlichkeit mit glutenhaltigem Getreide in Berührung gekommen und können somit Zöliakie-Beschwerden auslösen, wenn sie nicht mit einem Siegel oder mit einem Aufdruck als glutenfrei zertifiziert sind.

Uns ist dieser Fehler ganz am Anfang der Diagnose mit Cornflakes und Maispolenta passiert. Ich wusste es leider nicht besser. Für mich war Mais glutenfrei. Dass aber der Mais für die Flakes, Chips oder Polenta mit Sicherheit hochgradig mit Gluten „verseucht" war, ist mir nicht in den Sinn gekommen! Ich bin zufällig im Internet darauf gestoßen. Seitdem gibt es nur noch Cornflakes, Knabberkram und Polenta die als glutenfrei gekennzeichnet sind!

Und damit euch dieser Fehler nicht auch passiert, habe ich nochmal alle erlaubten Getreide mit allen ihren Besonderheiten aufgelistet:

- Hafer - Nur glutenfrei deklarierten Hafer und dessen Produkte (Flocken, Mehl, Hafermilch) konsumieren.

- Mais - Nur glutenfrei deklarierte Maisprodukte (Mehl, Flakes, Chips, Polenta, Grieß) konsumieren. Ganze Maiskörner müssen zwar nicht glutenfrei deklariert sein, aber vor dem Verzehr verlesen werden.

- Maisstärke - Muss nicht glutenfrei deklariert sein, während der Herstellung wird das Gluten ausgewaschen.

- Buchweizen - Nur glutenfrei deklarierte Buchweizenprodukte (Mehl, Flakes, Flocken, Grieß) konsumieren. Ganze Buchweizenkörner müssen zwar nicht glutenfrei deklariert sein, aber vor dem Verzehr verlesen werden.

- Soja - Sojamehl nur glutenfrei deklariert konsumieren. Sojaschnetzel oder Sojagranulat muss nicht glutenfrei deklariert sein.

- Kartoffelmehl/Kartoffelstärke - Muss nicht glutenfrei deklariert sein.

- Hirse - Nur glutenfrei deklarierte Hirseprodukte (Mehl, Flocken, Grieß) konsumieren.
- Amaranth - Nur glutenfrei deklarierte Amaranthprodukte (Mehl, Flakes, Puffer, Flocken) konsumieren. Ganze Amaranthkörner müssen zwar nicht glutenfrei deklariert sein, aber vor dem Verzehr verlesen werden.
- Quinoa - Nur glutenfrei deklarierte Quinoaprodukte konsumieren. Ganze Quinoakörner müssen zwar nicht glutenfrei deklariert sein, aber vor dem Verzehr verlesen werden.
- Teffmehl - Muss glutenfrei deklariert sein.
- Reis - Nur glutenfrei deklarierte Reisprodukte (Mehl, Flocken, Grieß) konsumieren. Ganze Reiskörner müssen zwar nicht glutenfrei deklariert sein, aber vor dem Verzehr gegebenenfalls verlesen werden.
- Tapiokamehl/Tapiokastärke - Muss nicht glutenfrei deklariert sein. Es handelt sich hier um ein Verdickungsmittel.
- Guarkernmehl - Muss nicht glutenfrei deklariert sein. Es handelt sich hier um ein Verdickungsmittel.
- Johannisbrotkernmehl - Muss nicht glutenfrei deklariert sein. Es handelt sich hier um ein Verdickungsmittel.
- Chiasamen/Chiasamenmehl - Immer glutenfrei deklarierte Chiaprodukte konsumieren. Ganze Chiasamen müssen zwar nicht glutenfrei deklariert sein, aber vor dem Verzehr verlesen werden.
- Kokosmehl - Muss nicht glutenfrei deklariert sein.
- Kastanienmehl - Muss glutenfrei deklariert sein.

Fazit: Erlaubt sind also (fast) nur noch glutenfreie Alternativmehle und deren Erzeugnisse, wenn diese als „glutenfrei" deklariert sind!

Dies gilt auch, wenn die Alternativmehle in Lebensmitteln verarbeitet worden sind.

Beispiel:

> Zutaten: Maismehl, Wasser, Salz, brauner Zucker, Guarkernmehl.

In meinem Beispiel besteht das Produkt mitunter aus Maismehl, welches mit sehr hoher Wahrscheinlichkeit produktionsbedingt mit Gluten in Kontakt gekommen ist, somit kontaminiert ist und von einem Zöli nicht konsumiert werden darf.

➜ Demnach ist das Produkt nicht glutenfrei.

Mein Beispiel dürfte von einem Zöli nur konsumiert werden, wenn das Produkt als „glutenfrei" deklariert ist. Sprich, auf der Verpackung die Worte „glutenfrei" oder „Von Natur aus glutenfrei" oder das glutenfreie Siegel, in Form einer durchgestrichener Ähre, darauf abgebildet ist.

Denn: **Wenn glutenfrei draufsteht ist auch glutenfrei drin!**

Auch Linsen müssen sorgfältig vor deren Zubereitung ausgelesen und gewaschen werden. Oft findet man dort glutenhaltige Getreidekörner, die durch die Sortiermaschine gerutscht sind. Folglich sind Fertiggerichte mit Linsen für Zölis nicht geeignet, wenn diese nicht als glutenfrei gekennzeichnet sind. Ich kenne auch Zölis, die Reis oder Erbsen vorab verlesen. Wir verlesen sowohl Reis als auch Erbsen nicht.

Bezüglich glutenfreien Hafers und glutenfreier Weizenstärke gibt es noch einen weiteren wichtigen Aspekt, den es unbedingt zu beachten gilt: Sowohl glutenfreier Hafer, als auch glutenfreie Weizenstärke (Achtung: Es gibt auch glutenhaltige Weizenstärke!) kann unter Umständen bei Zölis ähnliche Symptome auslösen wie glutenhaltige Nahrung.

Die Gründe beim Hafer sind:
Hafer ist sehr reich an Ballaststoffen. Damit sich aber der Darm wieder erholen kann, sollte nach der Diagnose generell auf ballaststoffreiche Kost verzichtet werden.
Des Weiteren enthält Hafer das Protein Avenin, welches dem Gluten der verbotenen Getreidesorten, sehr ähnlich ist. Dieses Avenin wird von einigen Zöliakiebetroffenen nicht vertragen und kann zu typischen Zöliakiebeschwerden führen. Es empfiehlt sich, glutenfreie Haferflocken erst wieder in den Speiseplan aufzunehmen, wenn sich der Darm erholt hat und man vorsichtig testen kann, ob glutenfreie Haferflocken auch wirklich vertragen werden.

Ein wenig anders verhält es sich mit der glutenfreien Weizenstärke:
Diese wird in vielen glutenfreien Produkten verarbeitet. Zwar wird so gut wie alles Gluten aus der Stärke gewaschen, so dass der Glutengehalt nicht den Wert von 20ppm[3] übersteigt, dennoch kommt es bei manchen Zölis zu typischen Beschwerden und kann unter Umständen zu einer Immunreaktion des Körpers

---

[3] 20 ppm (parts per million) = 20mg pro 1kg. (2mg pro 100g) Erst wenn der Glutengehalt bei einem Lebensmittel unter diesem Wert liegt, gilt ein Lebensmittel als glutenfrei und darf als solches deklariert werden (gilt für alle EU Länder).

führen. Daher sollte auch glutenfreie Weizenstärke erst nach der Erholung des Darms vorsichtig getestet werden. Treten nach der Aufnahme von glutenfreier Weizenstärke zöliakietypische Beschwerden auf, muss auf Produkte mit glutenfreier Weizenstärke in Zukunft verzichtet werden.

Fazit: Erst wenn sich der Darm wieder erholt hat und die Blutwerte auf einem normalen Niveau sind, kann man glutenfreien Hafer und glutenfreie Weizenstärke wieder vorsichtig in den Speiseplan aufnehmen.

So unterschiedlich wie die Symptome bei jedem Zöli sind, so unterschiedlich lang dauert es auch, bis sich der Darm wieder erholt hat. Es gibt keine Richtlinie oder genaue Zeitangabe. Aufschluss bringt nur eine regelmäßige Blutkontrolle.

Kommen wir nun zum letzten wichtigen Punkt der Zutatenangabe. Da ist nämlich noch die Sache mit dem Aufdruck: „Kann Spuren von Gluten/Weizen enthalten." Dieser Satz sorgt immer wieder für Verwirrungen, gerade bei Zöli-Neulingen. Da freut man sich noch, dass das Produkt nach mehrmaliger Kontrolle keine glutenhaltigen Zutaten hat, schon stolpert man im nächsten Moment über diesen Satz. Wichtig ist hier:

Steht dieser Satz unterhalb oder nach der Zutatenliste, hat das nichts mit den tatsächlichen Zutaten des Produktes zu tun.

Beispiel:
> Zutaten: Wasser, Salz, brauner Zucker, Guarkernmehl.
> Kann Spuren von Gluten enthalten.

Die Zutatenliste ist mit dem Wort „Guarkernmehl" abgeschlossen. In meinem Beispiel steht nach „Guarkernmehl" ein Punkt, aber gesetzlich muss hier kein Punkt gesetzt werden.

Wichtig ist für euch: Die Zutatenangabe ist abgeschlossen und das Produkt in meinem Beispiel ist glutenfrei (da ja keine der verbotenen Zutaten aufgezählt ist). Der Zusatz: „Kann Spuren von Gluten enthalten" hat nichts mit den Zutaten in einem Produkt zu tun! Dieser sagt nur aus, dass das Produkt eventuell Spuren von Gluten enthalten könnte. Muss aber nicht. Würde dieser Satz nicht auf dem Produkt stehen, würde sich hier auch nichts ändern. Ein wenig nichtssagend, nicht wahr?

Der Grund hierfür ist zwar ganz einfach, aber umstritten: Die Lebensmittelfirmen sichern sich dadurch rechtlich ab. So kann sich niemand über etwaige Symptome nach dem Verzehr beschweren. Es stand ja auf der Verpackung des Produktes. Manche Firmen drucken den Satz auf ihr Produkt, obwohl sie keinerlei glutenhaltige Produkte herstellen. Im Endeffekt bedeutet dieser Satz, dass das Produkt, welches ihr in den Händen haltet, glutenfrei ist, aber in der Produktionsstätte vielleicht auch glutenhaltige Lebensmittel hergestellt werden könnten, mit denen dieses Produkt in Kontakt hätte kommen können.

Ihr seht schon, alles sehr schwammig und vage. Es handelt sich hier quasi um eine Grauzone, denn wirklich aussagekräftig ist dieser Satz nicht.

Folgendes Beispiel soll das ganze Thema verständlicher machen: Ein glutenhaltiges Bonbon saust als erstes über das Fließband. Danach werden glutenfreie Bonbons hergestellt. Diese sausen dann ebenfalls über das gleiche Fließband. Faktisch ist das zweite Bonbon glutenfrei, könnte aber nun Spuren von Gluten an sich haften haben – KÖNNTE.

Fakt ist, dass in Produktionsstätten strenge hygienische Richtlinien herrschen. Somit kann eine Berührung mit glutenhaltigen Produkten eigentlich ausgeschlossen werden.

Nun habt ihr folgende Möglichkeiten:

- Den Satz ignorieren und das Produkt konsumieren.
- Das Produkt nicht konsumieren.
- Mit dem Hersteller Kontakt aufnehmen und erfragen was es mit diesem Satz für dieses spezielle Produkt auf sich hat und ob überhaupt glutenhaltige Lebensmittel in der Produktionsstätte hergestellt werden.

Die Mehrheit aller Zölis ignoriert diesen schwammigen Satz und konsumiert somit das jeweilige Produkt. Denn es zählt nur was in der Zutatenliste steht.

Aber natürlich gibt es auch Zölis, die Produkte wegen des Satzes nicht kaufen. Ich kann euch hierzu nicht wirklich sagen, wie ihr es in Zukunft handhaben sollt. Denn das muss wirklich jede Zöli-Familie selbst entscheiden. Theoretisch bestünde ein Restrisiko, Spuren von Gluten zu konsumieren. Ich kann euch aber gerne beschreiben, wie wir mit dem Thema umgehen: Unser Zöli-Kind – sowie auch euer Zöli-Kind in Zukunft – muss in regelmäßigen Abständen zur Blutkontrolle. Wir lassen das Blut unseres kleinen Zölis einmal im Jahr kontrollieren.

Dieser Kontrolltermin stellt sicher, dass die Ernährungsumstellung richtig verläuft. Wir durften nach Absprache mit unserem Arzt diesen Satz im ersten Jahr ignorieren und somit diese Produkte konsumieren. Ein Jahr später war das Blutergebnis im Normalbereich, sprich die Ernährungsumstellung war erfolgreich und wir dürfen diesen irritierenden Satz auf Lebensmitteln weiterhin ignorieren. Doch um für euch eine zusätzliche Sicherheit zu bekommen, kann ich euch nur empfehlen, dieses sensible Thema mit eurem Arzt zu besprechen. Das waren nun wirklich sehr viele Informationen auf einmal.

Hier nochmal eine Zusammenfassung der wichtigsten Punkte in diesem Kapitel:

- Es gibt erlaubte und streng verbotene Getreide / Zutaten.
- Doch auch erlaubte Getreide und deren Produkte sind mit Sicherheit mit Gluten in Berührung gekommen und sind somit für einen Zöli tabu.
- Daher **nur** auf „glutenfrei" gekennzeichnete, erlaubte Getreide und deren Produkte zurückgreifen.
- Ist in der Zutatenliste ein erlaubtes Getreide oder dessen Produkt aufgezählt, muss das Lebensmittel dennoch als glutenfrei deklariert sein. Andernfalls ist das Lebensmittel nicht glutenfrei!
- Vorsichtshalber auf glutenfreien Hafer und glutenfreie Weizenstärke die erste Zeit nach der Diagnose verzichten.
- Sätze **nach** der Zutatenliste wie: „Kann Spuren von… enthalten" oder: „Enthält Spuren von… ." können (nach eigenem Ermessen) ignoriert werden.
- Wichtig ist die Zutatenliste vor dem Spurensatz. Linsen, Erbsen immer vorab verlesen, um Fremdkörner auszuschließen.
- Immer die Zutatenliste eines Produktes mit der Liste der verbotenen Zutaten vergleichen! Wirklich immer!

Ich weiß was ihr nun denkt.... Ja gewiss, allein über das Zutatenlistenthema könnte man Bücher füllen. Und ja, es ist manchmal zum Haare raufen. Aber es scheint auf den ersten Blick komplizierter als es in Wirklichkeit ist.

Kontrolliert gewissenhaft die Angaben. Gerne auch nochmal zu Hause in Ruhe. Mit der Zeit hat man ein geschultes Auge für die Inhalte der Zutatenliste. Ihr werdet sofort erkennen, ob das Produkt glutenfrei ist oder eben nicht.

Wichtig ist auch, dass ihr wirklich immer auf die Zutatenangabe eines Lebensmittels schaut, egal wie oft ihr ein Produkt schon gekauft habt! Ich kaufe seit Jahren immer das gleiche Ketchup, und dennoch kontrolliere ich jedes Mal die Zutatenliste, denn Lebensmittelhersteller ändern gerne einfach mal ihre Rezeptur. Die ständige und gewissenhafte Kontrolle der Zutaten ist nun mal die einzige Möglichkeit, eine größere Auswahl an Lebensmitteln zu haben. Würde man immer nur auf die glutenfrei gekennzeichneten Produkte zurückgreifen, würde dies den Speiseplan schon sehr eingrenzen.

Auch müsst ihr eurem Kind mit gutem Beispiel voran gehen, soll es doch auch von euch lernen die Zutatenlisten richtig zu lesen. Es kann nur das Ziel sein, unserem Zöli-Spross einen verantwortungsbewussten Umgang mit Zöliakie vorzuleben und beizubringen. Also müsst ihr euch durch das zähe Thema Zutatenliste kämpfen und euch das Wissen aneignen.

> Achtung: Auch Getränke (zum Beispiel: Eistee) können glutenhaltig sein! Daher **immer** die Zutatenangaben auf Getränken kontrollieren.

Das Thema Kontamination

Kontamination: klingt wie ein Szenario aus einem Science-Fiction-Film. Gewöhnt euch an das Wort! Denn dieses Thema wird ein stetiger Begleiter in eurem Alltag werden. Ich behaupte sogar, es ist das Kernthema bei Zöliakie. Sobald ihr außer Haus essen möchtet, lauert diese Kontamination wirklich überall und muss immer wieder aufs Neue hinterfragt und ausgeschlossen werden.

Telefonat mit meiner Mama, ein Besuch bei meinen Eltern ist geplant.
Ich: „Das ist ganz lieb von dir, dass du backen möchtest, aber ich bringe einen Kuchen mit."
Ein paar Sekunden Schweigen.
Mama: „Das wäre ja noch schöner wenn ihr zu Besuch kommt und euren eigenen Kuchen mitbringt."
Ich: „Ja Mama, aber es geht doch nicht, wegen unserer Kleinen...."
Mama unterbricht mich: „Ach stimmt ja! Du, kein Problem dann backe ich einfach mit glutenfreiem Mehl."
Ich: „Doch Mama, das ist ein riesiges Problem, wegen der Kontamination!"
Ein leises und resigniertes: „Ach ja." war zu vernehmen.
Autsch, ja das tut weh. In erster Linie meiner Mama, die sich schon seit Tagen darauf gefreut hat, uns den weltbesten Apfelstrudel zu kredenzen. Aber auch mir – ihr sagen zu müssen, dass wir das nicht dürfen und auch nicht wollen.

Natürlich könnte man jetzt sagen: Dann essen eben nur wir Eltern den Strudel. Ist aber mit kleinem Zöli nicht so einfach und erst recht nicht fair gegenüber dem Zöli-Kind. Da werden wir als Eltern wohl noch ein paar Jahre warten müssen, bis wir den Strudel wieder genießen dürfen. Aber es hilft nichts und es ist mittlerweile auch selbstverständlich für uns. Die Gefahr der Kontamination ist einfach zu groß.

Kontamination bedeutet, dass glutenfreie Lebensmittel entweder mit glutenhaltigen Lebensmitteln oder mit einem glutenbehafteten Gegenstand (wie Kochlöffel, Messer, Backform, usw.) in Berührung gekommen sind und somit von einem Zöli nicht mehr gegessen werden dürfen. Denn wie bereits erwähnt, reichen kleinste Spuren von Gluten aus, um eine Reaktion hervorzurufen. Dazu braucht es nicht – wie oft angenommen – nur Brösel.

Objektiv betrachtet klingt das sehr einleuchtend und einfach. Aber so einfach ist das manchmal gar nicht. Da liegt es nahe, dass auf so manches im Vorfeld geachtet werden muss, sobald man die eigene geschützte glutenfreie Zone verlässt.

Aber fangen wir erst mal von vorne an. Mit unserem Haushalt. Schaffen wir also für unser Zöli-Kind ein glutenfreies Zuhause. Ihr wisst ja nun auf welche Zutaten ihr in Zukunft achten müsst und kennt nun auch den Begriff Kontamination. Also können wir beginnen den Haushalt umzurüsten, ohne Panikattacken mit dem Müllsack in der Hand. Kommen wir nun von der Theorie zur Praxis.

2. Der Haushalt wird komplett glutenfrei

Im Vorfeld solltet ihr euch Gedanken darüber machen, ob ihr einen komplett glutenfreien Haushalt wollt oder euch für einen gemischten Haushalt entscheidet. Jede Lösung hat natürlich Vor- und Nachteile, die jede Familie selbst abwägen muss.

Die Vorteile eines komplett glutenfrei geführten Haushalts liegen auf der Hand. Die Gefahr einer Kontamination ist gleich null. Ein gemischter Haushalt, also mit glutenfreien und glutenhaltigen Lebensmittel fordert von allen Familienmitgliedern eine enorme Disziplin und die Einhaltung strenger Regeln. Noch schwieriger wird es, wenn mehrere Kinder im Haushalt leben. Da kann es beim Essen schon mal ein wenig chaotisch zu gehen. Hier gilt es wahrlich den Überblick zu bewahren, wer welches Pausenbrot bekommt und welche Nudeln mit welchem Besteck umgerührt werden. Aber auch das ist möglich und definitiv machbar.

Viele Familien entscheiden sich für einen gemischten Haushalt, da glutenfreie Lebensmittel um einiges teurer sind als glutenhaltige Produkte. Das ist für mich aber auch schon das einzige Argument, sich für einen gemischten Haushalt zu entscheiden.

Ein weiteres Argument welches für einen gemischten Haushalt spricht, hält sich allerdings sehr hartnäckig und stimmt mich immer wieder aufs Neue ein wenig missmutig: glutenfreie Lebensmittel schmecken angeblich nicht. Natürlich, über Geschmack lässt sich ja bekanntlich immer streiten, aber meines Erachtens nach ist das reine Kopfsache.

Beispiel: Ich stelle einen Kuchen ans Buffet und sage jedem: „Der ist glutenfrei!". Was wird passieren? Dieser Kuchen wird kaum beachtet. Stelle ich allerdings genau den gleichen, gluten-freien Kuchen ohne Kommentar ans Buffet wird dieser fast aufgegessen. (Eigenstudie mit genau dem gleichen Freundeskreis und genau dem gleichen Kuchen.) Kaum hören die Menschen „glutenfrei", schreckt es sie ab und sie nehmen automatisch eine Abwehrhaltung ein. Das erging uns nicht anders. Dennoch, und unter Abwägung der oben genannten Pro- und Kontra Argumente, stand für uns ziemlich schnell fest: Wir machen einen komplett glutenfreien Haushalt für alle.

Das bedeutet, dass wir alle glutenfrei essen und auch keine glutenhaltigen Lebensmittel im Hause haben. (Wenn man von den Lieblingschips meines Mannes absieht, die kindersicher verwahrt sind.) Wir haben uns auch erst durch sämtliche Produkte testen müssen, und ja: leider gibt es einige glutenfreie Produkte, die geschmacklich völlig versagen, zumindest für uns. Aber das gibt es bei glutenhaltigen Produkten auch. Mittlerweile haben wir schmackhafte Ersatzprodukte gefunden und wir vermissen auch nichts. Uns schmecken die glutenfreien Lebensmittel genauso gut wie früher die glutenhaltigen. Man muss der glutenfreien Sache nur eine Chance geben. Quasi wegkommen von dem Gedanken, dass glutenhaltige Lebensmittel die Norm sind. Es sind nur Lebensmittel, die mit einem anderen Mehl hergestellt wurden, nicht mehr und nicht weniger.

Egal wie ihr euch entscheidet, die Herangehensweise den Haushalt umzustrukturieren, ist zu Beginn in beiden Fällen identisch. Später werde ich noch näher auf einen gemischten Haushalt eingehen und euch ein paar Tipps dazu geben.

Fangen wir in der Speisekammer an. Am besten stellt ihr alle Produkte auf einen Tisch, und lest euch die Zutatenliste von jedem einzelnen Lebensmittel durch. Vergleicht die Zutaten mit der Liste der verbotenen Zutaten. Alle glutenfreien Lebensmittel dürfen bleiben. Alle anderen werden aussortiert (gegebenenfalls woanders verstaut, oder eventuell verschenkt.)

Wischt alle Regalböden und Ablageflächen ab, denn auch hier lauert die Kontamination. Vergesst nicht den Lappen regelmäßig gründlich mit warmen Wasser auszuspülen. Warum warmes Wasser? Gluten ist das Klebereiweiß im Getreide; bringt man es nun in Kontakt mit Flüssigkeit, bindet es sich und wird klebrig, doch mit warmen Wasser und gründlich wiederholtem Ausspülen, löst sich das Gluten auch wieder. Nun ist die Küche dran. Hier wird es schon ein wenig komplexer. Ein Großputz steht an. Ihr geht einfach systematisch jeden Schrank und jede Schublade durch und räumt sie nacheinander aus. Beginnend immer mit dem/der Obersten. Warum? Ihr müsst sie gründlich reinigen und beim Putzen könnten auch hier wieder Brösel aus den obersten Reihen in die unteren Fächer fallen. Falls ihr einen Geschirrspüler besitzt, sehr gut. Jeder Gegenstand, der spülmaschinenbeständig ist, wird mit Hilfe der Spülmaschine gereinigt.

Aber selbstverständlich ist eine Spülmaschine kein Muss. Wie bereits erwähnt, lassen sich Glutenspuren gut mit Wasser entfernen. Vor allem auf glatten Oberflächen, kann Gluten sehr gut abgewaschen werden. Somit reicht eine gründliche Reinigung von Hand ebenfalls aus, um von Gluten verschmutzte Küchenutensilien wie Töpfe, Pfannen, Geschirr, Besteck usw. wieder glutenfrei zu bekommen.

Ich habe euch hier ein paar Küchenutensilien und Küchengeräte aufgelistet, um sowohl versteckte Kontaminationsquellen als auch eventuelle Unsicherheiten auszuräumen:

Küchenmaschine – Kann diese komplett zerlegt und gereinigt werden? Falls dem so sei, kann diese bleiben. Aber schaut sie euch genau an, kommt ihr wirklich in alle Ecken und Windungen? Wir haben uns von unserer Küchenmaschine getrennt. Das Risiko war uns zu groß, dass unentdeckte Mehlreste den zukünftig glutenfreien Teig kontaminieren.

Toaster – Dieser muss weg, denn einen Toaster kann man definitiv nicht so gründlich reinigen, dass keinerlei Brösel mehr vorhanden sind.

Handrührgerät/Handmixer – Dreht euer Handrührgerät mal um. In den Einstecklöchern für die Haken befindet sich enorm viel Mehlstaub. Der Mixer muss auch aus eurem Haushalt verschwinden, auch wenn die Haken gut zu reinigen sind. Im Motorblock befindet sich ebenfalls Mehlstaub, so dass bei jeder Benutzung der glutenfreie Teig wieder kontaminiert werden würde.

Pürierstab – gründlich reinigen. Dieser darf bleiben.

Ofen – Diesen gründlich feucht reinigen. Danach kann auch wieder die Umluftfunktion des Ofens genutzt werden.

Ofenbleche – Diese müssen ebenfalls gründlich gereinigt werden.

Mikrowelle – Einfach gründlich reinigen, diese darf natürlich bleiben.

Sandwichmaker – Können die Heizplatten ausgebaut werden? Falls nein, muss er weg. Es ist ja unter normalen Bedingungen schon immer ein Drama dieses Ding zu reinigen. Das Gerät dann glutenfrei zu bekommen? Keine Chance!

Holzhelferlein, wie Kochlöffel oder Pfannenwender - Diese müssen weg. Holz hat eine zu raue Oberfläche, in der Gluten haften bleiben kann.

Holzbretter/Brotzeitbretter – Diese müssen weg. Hier verhält es sich wie mit dem Holzkochlöffel. Das Risiko, dass Gluten in den Holzfasern haften bleibt, ist bei Holzequipment leider immer gegeben.

Plastikschüsseln/Rührschüsseln – Diese können unter Umständen bleiben. Schaut sie euch genau an. Sind Kratzer darin? Falls ja, solltet ihr diese weggeben oder entsorgen. **Edelstahlschüsseln und Glasschüsseln** dürfen bleiben.

Aufbewahrungsboxen – siehe „Plastikschüsseln"

Plastikbretter – siehe „Plastikschüsseln"

Brotschneidemaschine – Kann das Messerblatt ausgebaut und somit die Maschine gründlich gereinigt werden? Bei vielen herkömmlichen Brotschneidemaschinen kann das Messerblatt nicht separat gereinigt werden und hängt direkt an der Maschine. Wir haben unsere verschenkt.

Beschichtete Pfannen – Könnten unter Umständen bleiben. Sind Kratzer in der Beschichtung dann müssen diese weg. Aber eigentlich sollte man verkratzte, beschichtete Pfannen sowieso entsorgen.

Töpfe – Nachdem die Töpfe gereinigt wurden, können diese weiterverwendet werden.

Geschirr – Abspülen reicht und natürlich kann dieses weiterverwendet werden. Aber: Bitte verkratztes Plastikgeschirr (Kindergeschirr) nicht mehr verwenden!

Essbesteck – Gängiges Besteck zum Beispiel aus Edelstahl, welches abgespült werden kann, stellt keine Gefahr dar. Schwierig wird es bei Steakbesteck oder Besteck mit Holzgriff, welches keine glatte Oberfläche am Griff hat. Dieses bitte nicht mehr für den Zöli benutzen.

Backformen/Plätzchenausstechformen – Hier gilt prinzipiell das gleiche wie bei den Pfannen, bei groben Kratzern müssen diese ausgewechselt werden. Aber: Ich rate euch, diese komplett zu ersetzen. Denn meistens sind die Formen genietet und der Rand oben umgebogen. So gründlich schafft man es nicht Glutenspuren aus den Windungen zu entfernen.

Silikonbackformen – Können nach gründlicher Reinigung bleiben.

Nudelholz aus Holz – Bitte entsorgen, das schreit förmlich nach Kontamination!

Fritteuse – Solltet ihr eure Fritteuse auch für glutenhaltige Lebensmittel verwendet haben, muss diese gründlich gereinigt werden und könnte dann im Haushalt bleiben.

Grill – Kann der Grillrost rückstandslos gereinigt werden? Gluten verbrennt nicht, dazu braucht es schon weitaus höhere Temperaturen, die ein handelsüblicher Grill – egal ob mit Kohle oder Gas betrieben – definitiv nicht schafft.

Falls nein, den Rost erneuern oder nur noch Aluschälchen, Grillmatte oder Alufolie benutzen.

Als Faustregel gilt: Glatte Oberflächen können mit Wasser gut gereinigt und somit wieder glutenfrei gemacht werden. Schwierig bis unmöglich wird es bei rauen Oberflächen wie Holz, Kratzern, Rissen, Falzen, Ecken oder genietetem Küchenequipment. Also überall, wo sich Gluten „festhalten" kann oder ihr einfach nicht mit dem Schwamm hinkommt!

Um den Haushalt fertig umzustrukturieren und um nichts zu vergessen, fehlen uns noch der Kühl- und der Gefrierschrank. Die Lebensmittel im Kühlschrank müssen ebenfalls aussortiert werden. Nehmt auch hier jedes Produkt in die Hand und schaut euch die Zutatenliste an. Ist es glutenfrei? Falls ja, denkt bitte an die Kontamination.

Überlegt euch bei jedem glutenfreien Lebensmittel: Ist es mit Besteck in Berührung gekommen, welches zuvor Kontakt mit Gluten hatte? Hier ein Beispiel: Beim Frühstück wird zuerst eine glutenhaltige Semmel/ein glutenhaltiges Brötchen aufgeschnitten, danach fährt man mit dem gleichen Messer in die glutenfreie Butter und zum Schluss noch in die glutenfreie Marmelade. Schon sind die Butter und die Marmelade mit Gluten kontaminiert und dürfen vom Zöli-Kind nicht mehr gegessen werden. Daher bitte alle Lebensmittel im Kühlschrank genau unter die Lupe nehmen!

Fehlt nur noch der Gefrierschrank. Hier gilt es ebenfalls alle Zutatenlisten bei den vorhandenen Lebensmitteln zu kontrollieren. Auch wenn der Gefrierschrank bezüglich der Ernährungsumstellung nicht die höchste Priorität hat, empfehle ich euch, diesen ebenfalls zeitnah auszusortieren. Ihr werdet den Platz in Zukunft für Lebensmittel brauchen, die es ab sofort nicht mehr spontan und frisch zu kaufen gibt. (Es sei denn, ihr habt das Glück und wohnt in der Nähe eines glutenfreien Bäckers.)

Falls ihr noch keinen Gefrierschrank besitzt, ist das natürlich kein Beinbruch, aber eventuell eine Investition in die Zukunft. Wir hatten vor der Zöliakie unserer Tochter auch keinen, nur ein Gefrierfach im Kühlschrank. Wir haben aber mit der Zeit feststellen müssen, dass uns das kleine Gefrierfach im Kühlschrank für vier Personen nicht mehr ausreicht. Auch hamstern Zölis gerne, zumindest geht es mir so. Wenn ich also spontan glutenfreie Fischstäbchen in der Supermarkttiefkühltheke erblicke, nehme ich natürlich zwei Packungen mit, man weiß ja nie wann man mal wieder welche entdeckt.

Ihr seht, der Teufel steckt im Detail. Es bringt nichts in einer Hauruck-Aktion den Haushalt komplett umstellen zu wollen, wenn dann doch noch der alte Toaster benutzt wird, da dieser total übersehen wurde (wie bei uns geschehen). Ich weiß, Ärzte drängen darauf sofort umzustellen, mit Recht. Ich will auch nicht, dass der Eindruck entsteht, man könne sich hier Monate Zeit lassen für die Umstellung. Das ist definitiv falsch und auch gefährlich für euer Kind.

Aber Fakt ist auch, dass sich bei einer übereilten und unüberlegten Umstellung Fehler einschleichen. Es bringt einfach nichts, wenn die glutenfreien Nudeln im kontaminierten Kochwasser schwimmen, weil man mit dem alten Holzkochlöffel umgerührt hat. Dann war die Mühe mit der Ernährungsumstellung erst mal umsonst. Spart euch die Nerven und das schlechte Gewissen nach der Erkenntnis: Mist, an den Toaster hatten wir nicht gedacht. Fakt ist, die Ernährung muss auf glutenfrei umgestellt werden. Daran lässt sich nichts drehen und wenden.

Der Haushalt wird zum Mischhaushalt

Solltet ihr euch für einen gemischten Haushalt entscheiden, werdet ihr auch hier nicht um einige Neuanschaffungen (siehe Auflistung auf Seite 38) herumkommen. Es empfiehlt sich, einen glutenfreien Bereich in der Küche fest zu etablieren. Das könnte eine eigene Schublade oder ein Regalfach für glutenfreie Lebensmittel sein, welche nicht mit glutenhaltigen Lebensmitteln in Berührung kommen dürfen. Dieser muss natürlich vor dem Einräumen gründlich ausgewischt werden. Vergesst nicht den Lappen während dem Reinigen regelmäßig gut auszuspülen.

Auch müssen unter Umständen einige Lebensmittel wegen der Kontaminationsgefahr (wie Honig oder Marmelade) doppelt vorhanden sein. Am einfachsten ist es, diese Lebensmittel mit Klebeetiketten zu versehen. Entweder könnte der Name darauf stehen oder einfach nur grüne Aufkleber für glutenfrei, und rote Aufkleber für glutenhaltige Lebensmittel. Auf jeden Fall müssen diese für alle Familienmitglieder klar gekennzeichnet sein, damit es zu keiner Verwechslung der Lebensmittel kommt.

Vorschläge für den Alltag im Mischhaushalt:

- Dem kleinen Zöli in der Familie könnte eine eigene Box im Kühlschrank bereitgestellt werden, in der nur glutenfreie Lebensmittel sein dürfen. So kann eine Verwechslung mit den restlichen Lebensmitteln im Kühlschrank ausgeschlossen werden.

- Manche Küchenutensilien (zum Beispiel: Schneidebretter oder Kochlöffel) müssen nun doppelt vorhanden sein, am besten auch hier verschiedene Farben besorgen. Mit Hilfe der verschiedenen Farben kann es während dem Kochen zu keiner Verwechslung und somit Kontamination kommen.

- Je nach Größe der Küche könnte diese auch geteilt werden. Die rechte Arbeitsfläche ist die Zöli-Seite, die linke die Nicht-Zöli-Seite.

- Um eine Gefahr durch herumfliegende Brösel auszuschließen, könnten glutenhaltige Backwaren nur noch über dem Spülbecken geschnitten werden.

- Auch könnte glutenhaltiges Brot direkt vom Bäcker aufgeschnitten werden.

- Jedes Brot kommt in eine separate Brotbox, sprich eine für das glutenfreie Brot (diese wird über oder weiter weg von der glutenhaltigen Brotbox aufbewahrt, um eine Kontamination durch Brösel zu vermeiden) und eine Brotbox für das glutenhaltige Brot.

- Solltet ihr die Neuanschaffung eines Toasters nicht wollen, oder keinen Platz für zwei Geräte haben, gibt es hier noch die Möglichkeit Toastabags zu besorgen. Mit deren Hilfe kann das glutenfreie (Toast-)Brot im Mischhaushaltstoaster geröstet werden.

- Falls glutenhaltige Mehle oder andere staubende glutenhaltige Lebensmittel weiter im Haushalt verwendet werden, sollten diese in gut verschließbare Vorratsgläser umgefüllt werden. Denn oftmals halten Originalverpackungen, wie zum Beispiel die Papiertüte, in der das Mehl verpackt und zum Verkauf angeboten wird, ja leider nicht vollständig dicht. Somit wäre eine Kontamination mit glutenhaltigem Staub im Haushalt vorprogrammiert.

- Glutenhaltige und glutenfreie Backwaren zusammen im Backofen zu backen, ist kein Problem. Es muss nur darauf geachtet werden, dass das glutenfreie Produkt immer auf ein eigenes Blech (mit Backpapier) **über** dem glutenhaltigen Lebensmittel platziert wird. So kann kein glutenhaltiger Brösel auf die glutenfreien Lebensmittel fallen. Einige Zölis benutzen hier auch die Umluftfunktion des Ofens, aber genauso gibt es auch Zölis, die davon abraten. Es gibt hierzu leider keine Untersuchungen, die eine Kontamination durch glutenhaltigen Spurenflug während der Umluftfunktion von haushaltsüblichen Backöfen bestätigen würde. Aber es gibt definitiv sehr aussagekräftige Erfahrungsberichte von vielen Zölis, die in ihrem Mischhaushalt die Umluftfunktion benutzen.

- Grillgut nur noch in Aluschälchen, auf einer Grillmatte oder auf Alufolie grillen.

- Auch können glutenfreie und glutenhaltige Kochutensilien, Geschirr oder Besteck in die Spülmaschine geräumt und so zusammen gespült werden.
- Manche Mischhaushalte benutzen auch zwei getrennte Spüllappen. Solltet ihr nur einen benutzen, was auch denkbar ist, muss dieser natürlich gründlich nach Gebrauch gereinigt werden und regelmäßig durch einen neuen Spüllappen ausgetauscht werden. Spüllappen lassen sich auch hervorragend in der Waschmaschine reinigen.

Klar bedeutet das für die restlichen Nicht-Zölis in der Familie eine strenge Disziplin im Umgang mit den glutenfreien und glutenhaltigen Lebensmitteln. Egal ob beim Kochen oder beim Familienessen, es muss penibel darauf geachtet werden, dass es zu keinen Verwechslungen mit Besteck, Schneidebrett, Nudelsieb usw. kommt.

Hier muss wirklich jede Familie ihren Weg und ihre Routine im Umgang mit den Lebensmitteln finden. Jeder Mischhaushalt handhabt es ein wenig anders, abgestimmt auf ihre Bedürfnisse. Manche benutzen nur noch glutenfreie Mehle für alle Familienmitglieder, wieder andere haben nur für das Zöli-Kind glutenfreie Lebensmittel im Haus. Es gibt hier keine Musterlösung. Ich weiß, dass dieses Mischkonzept funktioniert, aber nur, wenn alle Familienmitglieder an einem Strang ziehen.

3. Das Einkaufen – klingt schlimmer als es ist

Da saß ich nun, weinend mit dem Müllsack in der Hand. „Nun gut", dachte ich mir, „heulen bringt jetzt auch irgendwie nichts. Ich mache einfach weiter, nachdem ich mich eingelesen habe. Wenn ich erst einmal weiß, was genau Gluten überhaupt ist und wo es drinsteckt, dann räume ich weiter die Speisekammer aus. Doch halt, unsere Kleine braucht ja morgen eine Brotzeit für den Kindergarten! Und was essen wir heute Abend überhaupt?? ICH MUSS EINKAUFEN! Aber was soll man denn kaufen, wenn man gefühlt nichts mehr essen darf???"

So rauschte ich davon, ab zum nächsten Bäcker, glutenfreies Brot kaufen. Der Bäcker war so freundlich mich darüber aufzuklären, dass glutenfreie Backwaren aus Kontaminationsgründen in ihrer Backstube nicht möglich sind.

Na gut, dann ab ins Reformhaus, die müssen doch glutenfreie Artikel in den Regalen haben. Doch ich fand nichts. Die Inhaberin erklärte mir, dass Sie keine glutenfreien Brote und Nudeln mehr anbieten, da diese Lebensmittel mittlerweile in jedem Supermarkt angeboten werden. Bei ihr gibt es nur glutenfreie Mehle. Ich kaufte eine Packung glutenfreies Buchweizenmehl und zog weiter in ein großes Einkaufscenter.

Wie ferngesteuert irrte ich durch die Gänge. Und fand nichts. Außer Reiswaffeln mit Schokoladenüberzug. Unsere Tochter hasst Reiswaffeln. Egal. Da muss die Maus jetzt durch! Später stellte sich heraus, dass ich im falschen Gang, bei den Bioprodukten stand. Ja ich hätte natürlich eine*n Verkäufer*in fragen können. Warum ich das nicht tat, ist mir bis heute ein Rätsel. Hätte ich nämlich gefragt, wäre ich im richtigen Gang gelandet und hätte dort sämtliche Produkte bekommen, die ich für das

Befüllen unserer Speisekammer gebraucht hätte. Komplett über-fordert gab ich auf und ging mit den Reiswaffeln in der Hand zurück zum Auto.

Also auf zum nächsten Laden, diesmal ein Bioladen. Die hatten eine kleine Auswahl an glutenfreien Produkten. Ich kaufte alles, was als glutenfrei deklariert war: Haferflocken, Fertigmischun-gen für Pizza, Flammkuchen und Reisgries. Auch Nudeln gab es! Hurra! Nur Brot fand ich keines.

Völlig verschwitzt und fertig mit den Nerven saß ich im Auto. Da rief mich eine meiner besten Freundinnen an. Ich klagte ihr mein Leid. Sie meinte, im Discounter schon mal glutenfreie Semmeln/Brötchen zum Aufbacken gesehen zu haben. Ich solle nach Hause fahren, sie würde das mal checken und mir gegebe-nenfalls welche vorbei bringen. Und wirklich, da stand meine Freundin eine Stunde später in der Tür mit Semmeln/Brötchen und glutenfreiem Brot. Ich war so glücklich!*

Das Abendessen und auch die Brotzeit für den kommenden Kin-dergartentag waren somit gesichert!

*Meine Liebe, ich bin dir immer noch unendlich dankbar dafür!

So chaotisch war das bei mir, wobei chaotisch noch milde aus-gedrückt ist. Hätte ich nur ein wenig mehr Ruhe bewahrt, mich im Vorfeld informiert und mich nicht in meiner Verzweiflung gesuhlt, wäre der Tag vermutlich nicht zu einer Vollkatastrophe mutiert! So soll es bei euch nicht ablaufen.

Wir wohnen auf dem Land, der nächst gelegene Edeka oder Rewe ist ca. 5 km weg. Und tadaaaa, auch diese führen glutenfreie Produkte in ihrem Sortiment. Natürlich nicht die gleiche Auswahl wie große Einkaufszentren sie führen, aber man bekommt auf jeden Fall Standardprodukte wie Brot, Fertigmehlmischungen oder Nudeln. Auch die eine oder andere Sorte Kekse oder Knabbereien kann man dort entdecken.

Das Problem, an dem ich anfänglich gescheitert bin, war schlichtweg mein Tunnelblick. Ihr werdet vielleicht im ersten Moment auch verzweifeln, da es sich so anfühlt, als gäbe es nichts für euch zu kaufen. Das ist aber falsch, selbst Discounter führen inzwischen ein kleines Sortiment an glutenfreien Produkten. Diese sind uns in der Vergangenheit nur nicht aufgefallen, warum auch? Ich habe mittlerweile in jedem Supermarkt glutenfreie Produkte entdeckt. **Es gibt sie!** Schaut auch genau in die Tiefkühltheke, oft verstecken sich die glutenfreien zwischen den glutenhaltigen Lebensmitteln.

Auch stehen glutenfreie Nudeln oft bei den glutenhaltigen Nudeln. Eine Sorte glutenfreie Haferflocken versteckt sich neben den gefühlt tausend anderen kontaminierten Sorten im Regal, oder glutenfreie Kuchenbackmischungen verharren bei den glutenhaltigen Backmischungen. Sogar glutenfreies Paniermehl habe ich bei seinen Artverwandten entdecken können.

Viele Supermärkte haben allerdings auf dieses Chaos reagiert und den angebotenen glutenfreien Produkten ein eigenes Regal gewidmet. Manchmal gibt es ein eigenes kleines Tiefkühlfach mit glutenfreien Lebensmitteln. Was natürlich für Zöli-Eltern die mühsame Detektivarbeit um einiges leichter macht. Große

Supermarktketten wie Edeka, Rewe oder Kaufland vertreiben auch ihre eigenen glutenfreien Produkte.

> Tipp: Wer kennt sie nicht, die Supermarkt Werbeprospekte, die wöchentlich den Briefkasten verstopfen? Werft einen Blick hinein. Oftmals bieten Supermärkte Rabattaktionen für glutenfreie Lebensmittel an!

Ich kann euch aus eigener Beobachtung und Erfahrung versichern, es werden immer mehr Produkte. Ihr werdet bald wissen, wo genau ihr welche Produkte finden könnt und welche Produkte dem kleinen Zöli und euch schmecken werden.

Tatsache ist auch, dass nicht in jedem Lebensmittel zwingend Gluten steckt. Viele Lebensmittel sind von Haus aus glutenfrei. Kontrolliert immer (und wirklich immer!) die Zutatenliste und ihr werdet feststellen, dass es gar nicht so viele Lebensmittel sind, die durch glutenfreie Marken ersetzt werden müssen (Brühe, Sojasaucen, Suppenwürze usw.).

Kritisch – und häufig eine potentielle Glutengefahr – sind allerdings Fertiggerichte, Saucen, Gewürzmischungen oder die Fertigsaucen aus dem Tütchen. Aber wie gesagt: Sobald ihr die Zutaten mit der Liste der glutenhaltigen Stoffe verglichen habt und eine Kontamination verarbeiteter, glutenfreier Produkte verneinen könnt, seid ihr auf der sicheren Seite.

Spezielle Lebensmittel kaufe ich in einem Bioladen. Dort gibt es (meist) alle restlichen Produkte, die es in einem Supermarkt nicht gibt, wie fertig gemischtes glutenfreies Schokomüsli, glutenfreier Reisgries oder auch mal die eine oder andere glutenfreie Fertigbackmischung für Kuchen, Pizza, Brot oder Flammkuchen. Sehr praktisch.

Ebenfalls besteht die Möglichkeit online glutenfreie Lebensmittel einzukaufen. Dort gibt es so tolle Sachen wie Oblaten, Nudeln in sämtlichen Ausführungen oder saisonale Leckereien wie Lebkuchen. Also weg mit dem Tunnelblick und Augen auf! Probiert es einfach mal aus!

Hier ein paar Onlineshops für glutenfreie Lebensmittel:

 **easy gluten free (Solo gluten free)**
Die Firma hat ihren Sitz in Österreich.
Auch bietet dieser Onlinelieferant
einen Lagerverkauf vor Ort an.

https://www.sologlutenfree.com/

 **FoodOase**

https://www.foodoase.de/

 **Glutenfrei Geniessen**
Dieser Online Shop hat auch einen Lagerverkauf im Münchner Umland.

https://www.glutenfreigeniessen.de/

Das Hamstern, also sich einen Vorrat an Lebensmitteln anzu-
häufen, ist bei Zölis keine Seltenheit. Denn „spontan" gestaltet
sich eher schwierig in unserem Alltag, da es für uns glutenfreie
Fischstäbchen nicht einfach im Laden um die Ecke zu kaufen
gibt.

Auch wenn ich mich wiederhole, aber die Anschaffung unseres
Gefrierschrankes hat sich schon mehr als bewährt. Die Auswahl
an glutenfreien Produkten wird immer größer, so habe ich das
letzte Mal glutenfreien Blätterteig in einer Tiefkühltheke entdeckt. Und natürlich habe ich gleich zwei Packungen mitge-
nommen. Denn man weiß ja nicht, ob dieser vielleicht schmeckt
und wann es diesen das nächste Mal wieder zu kaufen gibt.

Ihr könnt auch die Supermarktinhaber*innen fragen, ob sie für
euch zum Beispiel glutenfreie Fertigpizza (Ja, auch die gibt es!)
oder andere Produkte bestellen können. Klar müsst ihr dann die
Gebindegröße komplett abnehmen. Aber was sind schon fünf
Pizzen im Tiefkühlschrank? Bei unserer Familie sind das mindestens zwei Abende, an denen wir nicht überlegen müssen, was
wir zum Essen machen, wenn die Zeit mal nicht zum Kochen
reicht.

Vergesst auch nicht, euch bei eurer Metzgerei nach den Allerge-
nen zu erkundigen. Ich habe immer ganz lieb nach den Zutatenlisten gefragt und diese dann auch bekommen. Viele Metzgerei-
en nehmen sich auch richtig Zeit für eine ausführliche Beratung.
Bei meinen Recherchen für das Buch stellte ich fest, dass es in
jeder größeren Stadt glutenfreie Bäckereien gibt.

Diese Bäckereien haben sich auf glutenfreie Backwaren spezialisiert. Bestimmt gibt es auch eine in eurer Nähe. Ein frisch gebackenes Brot bietet eine wirklich schöne Abwechslung zu seinen in Plastik eingeschweißten Artverwandten. Manche Bäckereien bieten auch glutenfreie, tiefgekühlte Backwaren zum selber aufbacken an.

Hier ein paar Bäckerei Adressen, die auch einen Onlineshop haben:

 **Bäckerei Leo**

https://baeckereileoglutenfrei.de/

 **echt jetzt**
Erhalte 10% Kennenlern-Rabatt bei deiner ersten Onlinebestellung. Gutscheincode*: Zölikind
https://www.echtjetzt-echtjetzt.de/

*Der Rechtsweg ist ausgeschlossen. Gutscheincode ist nur online für die erste Bestellung gültig und nur bei der Firma: good foods & beyond GmbH - echt jetzt - einzulösen.

 **lucky grain**

https://lucky-grain.com/#home

Sehr empfehlen kann ich euch auch Bofrost und Eismann. Diese Lieferdienste für Tiefkühlprodukte haben einige glutenfreie Lebensmittel in ihrem Sortiment.

Mein Fazit ist, es gibt ganz tolle und viele glutenfreie Produkte. Mittlerweile fehlt es uns als Familie an gar nichts mehr!

> Tipp: Brot am besten aufgeschnitten einfrieren. Kurz mit dem Toaster aufgebacken, schmeckt es wieder frisch und lecker!

Im ersten Moment scheinen die Lebensmittel und deren Umstellung das einzige und größte Problem zu sein, die eine Zöliakie mit sich bringt. Doch meiner Ansicht nach war die Ernährungsumstellung rückblickend die kleinste Schwierigkeit.

Eine weit aus tragendere Rolle spielt der Alltag mit einem Zöli-Kleinkind. Wie sensibilisieren wir Familie, Freunde oder den Kindergarten für die neue Situation? Wie organisieren wir Feste oder andere Veranstaltungen in Zukunft? Das alles klären wir in den nächsten Kapiteln.

4. Der Alltag – Er wird wieder kommen

Routinen spielen eine sehr große Rolle in unserem Leben. Egal wo wir sie haben, ob in der Arbeit, zu Hause oder beim Einkaufen; sie machen uns das Leben um einiges einfacher. Scheint uns der Alltag oft eintönig und langweilig, dennoch fühlen wir uns in ihm wohl und sicher.

Neue Situationen, die unseren Alltag durcheinander wirbeln, sind anstrengend. Wir versuchen, solche Situationen zu vermeiden. Aber auch mit neuen Gegebenheiten – etwa die Diagnose Zöliakie mit all ihren Folgen – lassen sich meistern und mit ein wenig Mühe und Energie findet sich wieder ein neuer Alltag. Man muss es nur zulassen und auch wollen. Hier passt die Floskel „Jeder Anfang ist schwer" hervorragend. Ihr werdet sehen, die Routine im Umgang mit Zöliakie wird kommen und somit auch der Wiedereinstieg in den Alltag! Zu einem normalen Alltagsleben zählen natürlich auch unser Familienkreis und unsere Freunde. Es ist unser soziales Umfeld, dem wir Vertrauen schenken und in dem wir uns geborgen fühlen. Mit ihnen teilen wir auch unseren Alltag. Das soll auch weiterhin so sein, erst recht mit Zöliakie.

Doch diese Parteien mit ins Zöliakie-Boot zu holen ist nicht immer so einfach. Zöliakie fordert ein hohes Maß an Verständnis und Vertrauen von denjenigen, die ja nur indirekt davon betroffen sind. Aber ohne dieses werden Familienfeiern oder ein Essen im Freundeskreis eher schwierig werden. Ihr werdet in Zukunft viel organisieren, absprechen, planen, euch wiederholen und natürlich auch selbst kochen müssen. Ihr werdet euch wie Helikoptereltern fühlen, um Kontaminationen zu vermeiden. Aber genau das ist der richtige Umgang mit Zöliakie. Seid versichert, es ist nur euer schlechtes Gewissen, das euch plagt, wenn man sein Gegenüber mit Fragen löchert oder gar abweisen muss. Es gibt keinen Grund ein schlechtes Gewissen zu haben! Es geht um euer Kind und dessen Gesundheit.

Egal ob ihr zum Essen eingeladen werdet oder ins Restaurant geht, die Gesundheit eures Kindes muss immer im Vordergrund stehen. Oft wird bei den lieben Verwandten oder Freunden die Tatsache vergessen, dass wir hier von einem Zöli-Kind sprechen, und nicht von einem Zöli-Erwachsenen. Spätestens im Restaurant oder bei Festen kann es schwierig werden, dem Kind einen glutenfreien Salat vorzusetzen, während alle anderen ein Schnitzel mit Pommes essen.

Den Alltag, den wir – einschließlich Verwandten und Freunden - kannten, gibt es erst mal nicht mehr. Das neue Normal löst ihn ab, ein neuer Alltag, der nach einiger Zeit als alltäglich und völlig normal wahrgenommen werden wird.

Ich möchte euch eine Anekdote hierzu schildern, die sich erst vor kurzem so zugetragen hat, um euch zu zeigen wie alles zu Routine und Alltag werden kann, sogar die Tatsache, dass unser Zöli-Kind immer eigenen glutenfreien Kuchen zu Geburtstagsfeiern mitbringt.

Unser Zöli wurde von einer Schulfreundin zu deren Geburtstagsfeier eingeladen. Das tolle an dieser Einladung war, dass ich mich seit Jahren nicht mehr ums Backen kümmern musste, da sich die Mama hervorragend mit Zöliakie auskennt und somit die gesamte Party glutenfrei ausgerichtet war. Ich hatte diese Neuigkeit meinem Zöli natürlich sofort erzählt, dennoch erklärte sie am nächsten Tag dem Geburtstagkind, dass sie einen selbstgemachten Kuchen von zu Hause zur Party mitbringen würde.

*Die Gastgeber-Mama rief mich nach der Schule an und fragte nochmal nach, ob ich wirklich unserem Zöli einen glutenfreien Kuchen mitgeben würde, denn dann wäre eindeutig zu viel Kuchen auf dem Tisch. Ich klärte das Missverständnis auf und schob die Aussage meines Zölis auf die Tatsache, dass sie es einfach nicht anders kennt und eigentlich so gut wie immer ihren eigenen Kuchen mit zur Party bringt. Erneut besprach ich die tolle glutenfreie Partyessen-Situation mit unserem Zöli. Und was bekam ich als Antwort: "Mama, muss ich wirklich den Kuchen dort mitessen? Ich möchte lieber deine Schokomuffins mitnehmen, die sind immer so lecker!" Was soll ich sagen, natürlich hat unser Zöli es sehr genossen, alles essen zu dürfen und natürlich hat der „fremde" glutenfreie Kuchen auch super geschmeckt. Es war nur für unseren Zöli sehr ungewöhnlich und nicht **alltäglich,** keinen eigenen Kuchen mit nehmen zu müssen.*

Es hat mich wirklich sehr erstaunt, wie doch wirklich vieles zur Gewohnheit – sprich zum Alltag wird, und keineswegs in irgendeiner Form mehr frustrierend oder befremdlich ist.

Und damit auch ihr die manchmal holprige Reise zurück in den Alltag besser bestreiten könnt, gebe ich euch ein paar Hilfestellungen auf den folgenden Seiten.

Familie und Freunde sensibilisieren – Wie können Feiern in Zukunft ausschauen?

„Aber Dinkelnudeln gehen doch, oder?" „Das vergeht wieder, ein Bekannter meines Onkels kennt einen Nachbarn, der eine Zeit lang auf Gluten verzichtet hat und nun kann er wieder alles essen." „Ist das nicht ein wenig übertrieben mit dem Toaster?"

Diese Tipps, Ratschläge, tröstenden Worte und viele andere Sätze werdet ihr immer wieder hören. Egal ob im Kindergarten, im Bekanntenkreis, beim Friseur oder beim Kinderturnen... Einfach immer dann, wenn das Thema Zöliakie aufkommt oder auch thematisiert werden muss. Gewöhnt euch dran. Legt euch ein dickes Fell zu! Die Menschen meinen es nicht böse oder wollen euch nicht absichtlich ärgern mit ihren manchmal nicht ganz passenden Aussagen. Die Menschen wissen es einfach nicht besser, warum auch? Mal Hand aufs Herz, habt ihr vor der Diagnose alles über Zöliakie gewusst?

Meine persönlichen Lieblingssprüche bei Zöliakie:

1. Das verwächst sich.
2. Ich könnte das nie durchhalten.
3. Aber Dinkelnudeln gehen doch, oder?
4. Und was esst ihr dann noch?
5. Ich würde es später nochmal testen lassen, ob es dann weg ist.
6. Ach ja, von dem Diättrend habe ich auch schon mal gehört.
7. Laktoseintoleranz ist genauso schlimm.

Ich finde man kann nicht erwarten, dass die Nicht-Zölis da draußen bestens Bescheid wissen. Es ist einfach zu viel Halbwissen im Umlauf. Und auch nicht alles was die Leute sagen oder vermuten, muss zwingend falsch sein. Es trifft einfach nur nicht auf die Autoimmunkrankheit Zöliakie zu. Sie aufzuklären ist eure Aufgabe, zum Wohle eures Kindes.

Ihr werdet bald ein Gespür dafür entwickeln, wen es wirklich interessiert, und wer eigentlich schon nach eurem ersten Satz gedanklich abschweift. Desinteresse bei fernen Bekannten, Nachbarn, Skilehrern oder auch Urlaubsbekanntschaften ist kein Problem. Damit können wir umgehen. Für uns zählt da nur das Hier und Jetzt, und zwar, dass das Problem in kürzester Zeit verstanden und umgesetzt wird. Gebt meinem Kind nichts glutenhaltiges zu essen, Punkt! So einfach ist das.

Wohingegen Desinteresse, Verständnislosigkeit oder auch eine „wird schon nicht so dramatisch sein" – Äußerung aus der Familie oder von engen Freunden sehr verletzend sein können. Unter Umständen kann das auch dazu führen, dass diese Kontakte nicht mehr so intensiv gepflegt werden wie noch vor der Diagnose. Sprecht offen über die Zöliakie eures Kindes, macht kein Geheimnis daraus. Oder drückt euren Lieben mein Buch in die Hand. Macht eurer Familie und Freunden klar, wie gefährlich Zöliakie sein kann, wenn die glutenfreie Ernährung nicht strikt eingehalten wird. Erklärt ihnen genau, was es mit der Kontamination auf sich hat. Helft ihnen bei der Frage, wie Treffen in Zukunft ausschauen können. Seid auch ihnen gegenüber verständnisvoll, wenn mal wieder die Zöliakie eures Kindes vergessen wurde.

Steht ein Event im privaten Bereich an, kläre ich immer im Vorfeld dessen genauen Ablauf.

- Gibt es Kuchen? Wenn ja, welchen? Wir reden ja immer noch von einem Zöli-Kind, da wäre es doch schön für euer Kind eine glutenfreie Kuchenkopie am Kuchenbuffet zu finden. Ich backe in dem Fall den gleichen oder zumindest den Lieblingskuchen meiner Tochter.

- Was genau ist beim Abendessen geplant? Gibt es eine Nachspeise? Erklärt eurem Gastgeber warum ihr so akribisch nachfragt. Führt ihm auch gern folgendes Szenario vor Augen: Der Gastgeber kredenzt spontan kleine Schokoküchlein zum Nachtisch. Ihr wusstet es nicht, und konntet im Vorfeld nichts vorbereiten. Und nun muss euer Kind dabei zuschauen, wie sich alle diese Schokoküchlein schmecken lassen und darf nicht zugreifen. Alles andere als schön! Dieses Horrorszenario versteht ein jeder und niemand möchte solch eine Situation provozieren.

Egal ob in der Familie oder im Freundeskreis: Das Geheimnis einer unbeschwerten Teilnahme an Events ist, im Vorfeld genau über die Speisen und deren Folge Bescheid zu wissen. Genauso lässt sich das Abendessen gut planen.

- Gibt es vielleicht etwas zu essen was das Zöli-Kind nicht mag? Perfekt! Kocht Nudeln mit Tomatensauce vor und wärmt diese vor Ort (unter Ausschluss jeglicher Kontamination) auf. Sind noch andere Kinder da? Super! Dann macht doch einfach eurem Gastgeber den Vorschlag für alle Kinder Nudeln mit Sauce zu kochen. Das hat sich mittlerweile nicht nur bei unseren Familienfesten etabliert, sondern auch bei Einladungen im Freundeskreis.

Es ist mittlerweile Gesetz: Ich bringe immer Kuchen oder Muffins mit und es gibt am Abend so gut wie immer das gleiche Essen für alle Kinder. Mein glutenfreier Kuchen steht dann natürlich jedem in der Runde zur Verfügung, nur stelle ich sicher, dass wir uns als erstes mit einem sauberen Messer ein großes

Stück abschneiden. So kann jegliche Kontamination vermieden werden.

Vielleicht gibt es auch ein Brotzeitbuffet. Das ist mit Abstand das einfachste.

- Richtet zu Hause eine kleine Brotzeitplatte für euer Zöli-Kind her und packt glutenfreies Brot ein. Natürlich könntet ihr auch Lebensmittel direkt vom Buffet nehmen, aber hier muss ganz klar sichergestellt werden, wie die Buffet-ausrichter mit dem Thema Kontamination umgegangen sind. Wenn ihr nicht die Möglichkeit hattet, der Buffet-vorbereitung beizuwohnen, rate ich dringendst davon ab sich am Buffet zu bedienen.

- Falls ihr allerdings bei den Buffetvorbereitungen dabei ge-wesen seid und eine Kontamination ausschließen könnt, und auch jegliche verbotene Zutat verneinen könnt, dann darf sich der kleine Zöli natürlich auch selbst bedienen. Achtet nur darauf, dass ihr als erstes einen Teller für euer Zöli-Kind zusammenstellt, bevor die Schlacht am kalten Buffet beginnt. Wirkt im ersten Moment immer ein wenig be-fremdlich auf die restliche Gesellschaft, aber wenn man es den Lieben erklärt, steht dem Platz in der ersten Reihe nichts mehr im Weg.

> Tipp: Solltet ihr zu einem Frühstück eingeladen werden, könnt ihr kleine abgepackte Portionsgrößen (kennt ihr be-stimmt aus der Hotelerie) von Marmeladen, Fischkäse, Streichwurst, Schokoladenaufstrich oder Butter mitnehmen.

Es sind viele, viele Kleinigkeiten, auf die in Zukunft geachtet werden muss, sobald man mit glutenhaltigen Lebensmitteln an einem Tisch sitzt. Sei es die eigene Salatschüssel für euer Kind, das eigene Glas, Brot welches über den Tisch hin und her gereicht wird oder dass das Geschirr für das Zöli-Kind immer kurz vorher mit Wasser abgewaschen wird. Ihr müsst immer wachsam sein. Und ja, es ist ganz schön anstrengend und oft auch zermürbend, immer mitdenken zu müssen. Entspannt mit der Familie am Tisch sitzen ist anders. Kleiner Tipp: Falls möglich, setzt euch nicht mitten an den Tisch. Setzt euch an den Rand. Mein Mann und ich haben unsere Kleine das erste Jahr immer zwischen uns genommen. Wie eine Elefantenfamilie ihr Junges vor dem Löwen, haben wir sie so vor Gluten und etwaigen Fehlern schützen können. Dies hat sich bewährt, so hatten wir alles im Blick und niemand konnte unsere glutenfreie Marmelade klauen.

Tipp: Wie Verwandte, z.B. die lieben Omas, wieder für das Zöli-Enkelkind backen können: Bereitet eine verschließbare Kiste mit unbenutztem, unkontaminiertem Backequipment vor: Mixer, Rührschüssel, Backform und Teigschaber. Dazu eine Fertigmehlmischung und vielleicht ein paar Rezepte. Diese Kiste kann dann – natürlich zugedeckt - ohne jeglichen Kontakt zu glutenhaltigen Lebensmittel sicher bei Oma deponiert werden.

Ich will ehrlich sein: Der Lernprozess aller Beteiligten geht nicht von heute auf morgen. Auch Freunde und Verwandte müssen erst einmal umdenken lernen und oft erinnert werden, bis sich eine Routine einstellt. Ich kann euch sagen, es wird von Monat zu Monat leichter.

Mein Mann und ich sitzen nicht mehr so angespannt beim Essen wie noch ganz am Anfang der Diagnose. Es wird alles Routine. Die Fragen, das Planen, das Mitdenken, es geht euch bald in Fleisch und Blut über. Denn im Prinzip laufen Familientreffen ja immer gleich ab.

Klar kommt es auch heutzutage noch vor, dass wir einen Kaffee und Kuchen Nachmittag mit Familie absagen müssen, da es uns an dem Tag als unkomplizierter erschien, oder weil das Event zu spontan für uns als Zöli-Familie geplant wurde. Dann stoßen wir eben etwas später dazu, das ist auch kein Beinbruch.

Sonntagmittag mit der Familie zum Essen gehen ist uns oft nicht möglich, weil der Restaurantleiter eine Kontamination nicht ausschließen kann. Oder das einzige glutenfreie Gericht auf der Karte – quasi der Erbseneintopf mit Wiener – unserer Tochter schlicht und ergreifend nicht zusagen würde.

Zöliakie mit einem Kleinkind bedeutet für euch auch, auf einiges – eurem Kind zu Liebe – verzichten zu müssen. Aber auch das stört irgendwann überhaupt nicht mehr. Wir wissen ja, für wen wir es tun!

Im Restaurant

Telefonat mit dem Chefkoch eines Restaurants, in dem eine Familienfeier stattfinden soll. Geplant war ein einheitliches Gericht für alle: Schweinebraten, Sauce und zweierlei Knödel. Zunächst gingen wir das große Thema Kontamination in der Gastronomieküche zusammen durch:

- *glutenfreie Arbeitsfläche*
- *frische Kochschürze*
- *kein Holzequipment*
- *keine Produkte benutzen, die zuvor mit Gluten in Berührung kamen*
- *nur frisch gespültes Kochequipment benutzen*
- *glutenfreie Speisen getrennt von glutenhaltigen Lebensmittel zubereiten und aufbewahren.*

Danach gingen wir die Zubereitung des Gerichts zusammen durch.
Der Koch: „Unsere Kartoffelknödel sind glutenfrei, kein Problem."
Ich: „Super, werden die Kartoffelknödel dann im gleichen Kochwasser gekocht wie die Semmelknödel?"
Koch: „Ja, ist das ein Problem?"
Ich: „Leider schon, könnten Sie bitte für uns ein paar separat kochen? Und mit einem separaten, frisch gespülten Metalllöffel umrühren?"
Koch: „Gerne, das ist kein Problem."
Ich: „Das ist schön, vielen lieben Dank! Und was ist mit der Sauce? Ist diese mit Mehl gebunden?"

Koch: „Ja, ist sie, aber ich könnte davor etwas abschöpfen und ungebunden lassen, und der Schweinebraten ist ja eh glutenfrei, da kommt bei uns nichts dran, außer Gewürze."

Ich: „Also keine fertige Gewürzmischung? Diese beinhalten manchmal ebenfalls Gluten."

Koch: „Nein, nein keine Fertigmischung."

Ich: „Super, vielen lieben Dank! Eine letzte Frage hab ich noch: Sind Sie dann auch vor Ort an dem Tag? Oder geben Sie die Info verlässlich an Ihren Kollegen weiter?"

Koch: „Ich werde da sein."

Wir verabschiedeten uns und legten auf. Ich erzählte sogleich meinem Mann von dem tollen Gespräch. Mein Mann unterbrach mich: „Hast du auch gefragt, ob Croutons in den Kartoffelknödeln sind?" Oh Mann, diese vermaledeiten Croutons! Die hatte ich vergessen! Also nochmal den netten Herrn angerufen, um ihn nach etwaigen Croutons in seinen Knödeln zu fragen. Seine Knödel haben generell keine Croutons drin. Glück gehabt, somit stand dem Restaurantbesuch nichts mehr im Weg. Am Veranstaltungstag rief ich erneut im Restaurant an, um auch sicher zu stellen, dass der Chefkoch an unsere Zöli-Portion denken wird. Es ging alles gut.

So glatt und unkompliziert läuft es leider nicht überall. Selbst am Telefon kann man oft das Augenrollen seines Gegenübers direkt hören. Dann kommt wieder das dicke Fell zum Einsatz und die Erkenntnis, dass man wohl an dem Essensevent nicht teilnehmen wird. Auch gut. Es geht um die Gesundheit eures Kindes. Und wenn das Bauchgefühl bei einem Restaurant nicht passt, dann geht besser kein Risiko ein.

Selbstverständlich gibt es auch Restaurants, die sich sehr gut mit Zöliakie und auch mit Kontamination auskennen. In der Regel haben diese Restaurants entweder glutenfreie Gerichte auf der Karte stehen, oder können Alternativen anbieten. Wir haben auch schon Restaurants erlebt, für die es absolut kein Problem darstellt, wenn man eigene Speisen für das Kind mitbringt. Redet am besten immer mit dem Küchenchef. In den meisten Fällen kennt er sich mit dem Thema aus und kann euch bei eurem Restaurantbesuch unterstützen.

Ein großes Thema in der Küche ist die uns nun schon gut bekannte Kontamination. Auch wenn euer Zöli-Kind mit Pommes im Restaurant total glücklich und zufrieden ist, muss dennoch folgendes geklärt werden:

- Sind die Pommes glutenfrei?
- Mit was werden die Pommes gewürzt? (Auch in Fertiggewürzmischungen kann Gluten enthalten sein.)
- Werden in der Fritteuse außer Pommes noch andere Lebensmittel wie gebackener Camembert oder Schnitzel frittiert? Falls ja, können die Pommes leider auch nicht gegessen werden.

Auch gestalten sich spontane Restaurantbesuche mit einem Zöli-Kind eher schwierig. Klar bieten manche Restaurants auch glutenfreie Gerichte an, aber das sind keine klassischen Kindergerichte. Einen glutenfreien Pinocchioteller wird man auf der Speisekarte nicht finden. Denn wenn man ehrlich ist, lohnen sich Mühe und Aufwand für die Gastronomen einfach nicht. Die Nachfrage ist derzeit noch zu gering.

Wenn man sich die Abläufe in einer Restaurantküche mal genauer anschaut, wird einem schnell klar: Das Risiko einer

Kontamination ist sehr groß. Mir persönlich ist es auch lieber, ein Wirt sagt mir klipp und klar, dass ihm der Aufwand zu groß ist, als dass wir Gefahr laufen ein kontaminiertes Gericht zu bekommen. Erspart euch den Frust, die eine oder andere Träne, und ruft das Restaurant immer im Vorfeld an!

Checkliste für das Restaurant:

- Immer mit dem Besitzer oder Küchenleiter des Restaurants sprechen.
- Kennt sich das Restaurant mit Zöliakie aus?
- Gibt es glutenfreie Speisen oder Alternativen zu dem „normalen" Speisenangebot?
- Wie geht das Küchenteam mit dem Thema Kontamination um?
- Vertraut auch eurem Bauchgefühl. Schlägt es Alarm, dann geht lieber kein Risiko ein und seht von einem Restaurantbesuch ab!

Noch ist der Anteil von Zölis in der Gesamtbevölkerung gering. Aber die Anzahl der neu entdeckten Zöliakieerkrankungen steigt kontinuierlich an.

Aber auch die Tatsache, dass immer mehr glutenfreie Produkte in Supermärkten angeboten werden, spricht für sich. So etwas geschieht nicht aus reiner Nächstenliebe, sondern wird durch die wachsende Nachfrage bestimmt. Fragt auch mal bei eurem italienischen Restaurant um die Ecke nach, ob diese nicht glutenfreie Pizza oder Pasta anbietet. Meiner Erfahrung nach, kennen sich Italiener meist exzellent aus und nehmen das Thema

Zöliakie sehr ernst. Viele italienische Restaurants bieten gluten-freie Speisen an, schreiben dies aber nicht auf ihre Speisekarten. Auch gibt es Pizzalieferdienste, die glutenfreie Pizzen anbieten. Wenige, aber es gibt sie.

Ein Thema spaltet allerdings die Zöli-Gemeinschaft: Darf man als Zöli in eine Eisdiele gehen? Für unsere Familie haben wir entschieden, nur in Eisdielen zu gehen, bei denen sich die Betreiber mit Zöliakie auskennen. In diesen Eisdielen achtet das Team darauf, für uns einen frisch gesäuberten Eisportionierer zu verwenden und für uns wird stets ein neuer Eiscontainer aus dem Lager geholt und frisch geöffnet, um Kontamination zu vermeiden.

Ich kann allerdings auch die Zölis verstehen, die sich der Kontaminationsgefahr in einer regulären Eisdiele nicht aussetzen wollen. Dass es glutenfreie Eissorten gibt steht auch hier keineswegs zur Debatte, die Gefahr ist eher, dass in genau diese hinein gebröselt wird – jedes Mal, wenn ein Eis in einer Waffel bestellt wird. Abgesehen von dem Eisportionierer, der sehr wahrscheinlich nicht nach jeder Verwendung gründlich gereinigt wird. Somit kann ich euch nur raten, sprecht auch hier mit dem/der Betreiber*in der Eisdiele und klärt mit ihm/ihr folgendes im Vorfeld:

- Gibt es glutenfreies Eis?
- Ist es möglich das glutenfreie Eis aus dem Lagerbestand zu bekommen?
- Es muss ein frisch gespülter Eisportionierer verwendet werden.

Tipp: Falls euer Zöli-Kind unglücklich mit einem Eis im Becher sein sollte, besorgt euch einfach ein glutenfreies Eiswaffelhörnchen (gibt es in Onlineshops oder bei Bofrost) und lasst dieses von dem Eisdielenteam (unter Ausschluss jeglicher Kontamination) mit glutenfreien Eis befüllen.

Und zum Schluss noch mein Geheimtipp, der sich für uns schon oft bewährt hat: Ich setze gerne Spione ein.

Jedes Mal, wenn unsere Freunde essen gehen, fragen sie beim Personal nach, wie das Restaurant mit dem Thema Zöliakie umgeht und ob es Alternativen gibt oder diese ganz und gar ausgeschlossen sind. So konnten wir für uns schon mal im Vorfeld filtern, ob sich ein Anruf überhaupt lohnen würde, oder durften mit Freude feststellen, dass es sogar glutenfreie Speisen gibt, die nur nicht auf der Homepage oder Speisekarte angezeigt wurden. Also nicht den Kopf in den Sand stecken, sondern geht auf die Restaurants zu und seid proaktiv!

5. Das Zöli-Kind...

...und eure Gefühle

Bestimmt werdet ihr euch schon gefragt haben, „wann kommen wir endlich zu der Hauptperson, dem Zöli-Kind?" Dieses Kapitel ist das emotionalste Kapitel in meinem Buch. Denn wie erklärt man einem (Klein-)Kind, dass sich sein Leben von jetzt auf gleich ändern wird. Wie erklärt man ihm, dass es (obwohl vielleicht keinerlei spürbaren Symptome vorhanden sind) den Geburtstagskuchen im Kindergarten nicht mehr mitessen darf? Wie fühlt es sich an, die Rolle als „Extra-Wurst-Braucher" in einer Gruppe einnehmen zu müssen?

Ich nenne Zöliakie auch gerne die „Kompromisskrankheit". Sobald es ums Essen geht, endet die Geschichte immer mit einem Kompromiss für das Zöli-Kind. „Schatz, den Schokokuchen darfst du leider nicht essen, aber Mama hat dir Schokomuffins gebacken." Oder „Paniertes Schnitzel geht leider nicht, aber der Koch könnte dir ein Schnitzel ohne Panade braten." Ihr wisst, worauf ich hinaus möchte. Selten kann der kleine Zöli spontan das Lebensmittel essen, das er möchte ohne sich darüber Gedanken machen zu müssen, woraus es besteht und wer es wie hergestellt oder produziert hat.

Ich bin ein höchst sensibler Mensch und kann mit meinen Mitmenschen sehr emphatisch sein, aber bei meiner Tochter ging es über ein normales emphatisches Gefühl hinaus. Oft hat es mir schier das Herz zerrissen, vor lauter Mitleid.

Rückblickend betrachtet war es definitiv nicht immer richtig der Verzweiflung freien Lauf zu lassen. Vor allem nicht vor unserem Kind. Ich bin keine Psychologin, ich bin Mama. Und als

Mama ist es doch meine Pflicht mein Kind vor allem Schlechten zu schützen und es auf diesem schweren Weg zu begleiten. Verständnisvoll und mit Gefühl auf die Veränderungen vorzubereiten. Sicher ist das unsere Pflicht als Eltern, aber alles mit Maß und mit Ziel.

Ich habe erfahren dürfen, dass unser kleiner Zöli oftmals besser mit manch skurrilen Situation umging als ich. In der Welt eines Kleinkindes geht es deutlich einfacher zu, als in der komplexen Welt der Erwachsenen. Sicher ist es traurig, dass unsere Kleinen von nun an auf vieles verzichten müssen, vor allem im Kindergarten oder auf Festen. Doch wenn wir (wenn auch unbewusst) negative Emotionen wie Verzweiflung oder Wut zulassen oder ausleben, dann hat das nur eines zur Folge: Ein am Ende total verunsichertes Kind, da es diese Gefühle in dem Moment vielleicht gar nicht empfindet.

Kleinkinder spiegeln uns, somit ist alles was wir gut finden, auch für unsere Kinder gut und völlig in Ordnung. Umgekehrt verhält sich das natürlich genauso. Somit ist eine positive Einstellung zu der Ernährungsumstellung eine Grundvoraussetzung, um es dem kleinen Zöli einfacher zu machen.

Folgender Dialog mit meinem Zöli-Kind führte mir meine verschobene Wahrnehmung vor Augen:

Unsere Kleine: „Oh Mama, stell dir vor, heute gab es im Kindergarten Spaghetti mit Tomatensauce, und die haben sooooo gut gerochen!"

Ich mit Kloß im Hals: „Ach je Maus, und da warst du bestimmt sehr traurig, dass du diese nicht hast essen dürfen?"

Unsere Kleine ein wenig genervt: „Nö Mama, das habe ich doch gar nicht gesagt! Ich habe dir nur gesagt, dass die Nudeln so lecker geduftet haben." Damit war das Thema für unser Zöli-Kind erledigt. So einfach ist das manchmal in der Welt einer Vierjährigen.

Generell ist mir aufgefallen, dass unser Zöli-Kind oftmals keine Enttäuschung oder Neid empfunden hat, wenn sie etwas nicht essen durfte, während ich oft mit den Tränen zu kämpfen hatte vor lauter Mitleid oder Verzweiflung. Gerade die erste Zeit nach der Diagnose ist berechtigterweise ein einziges Gefühlschaos.

Da kann es schon mal passieren, dass uns Eltern die daheim vergessenen glutenfreien Kekse aus der Fassung bringen. Doch beobachtet mal euer Kind. Wie fühlt es sich gerade? Ihr kennt es am besten. Ist es denn überhaupt traurig, dass es jetzt keinen Keks essen kann, oder seid nicht eher ihr Eltern diejenigen, die darüber traurig sind?

Klar, jeder Tag und jede Situation ist anders. Und natürlich ist ein Zöli-Kind auch mal frustriert und enttäuscht, wenn es erneut ein „Nein, das geht leider nicht." von uns zu hören bekommt. Es ist ein Kind. Gebt ihm das Gefühl, sich verstanden zu fühlen. Nehmt euer Zöli-Kind zur Seite, raus aus der Situation. Findet das Zöli-Kind es ungerecht die Kekse der anderen nicht essen zu dürfen, dann gebt ihm in dem Punkt immer Recht! Ja, es ist ungerecht und echt doof, aber macht ihm auch klar, dass es nicht zu ändern ist. (Und Mama und Papa den Keks auch nicht essen wollen.)

Wir haben unseren kleinen Zöli langsam und behutsam in das Thema Zöliakie hinein begleitet. Sie dabei natürlich niemals angelogen und ihr auch immer wieder klar gemacht, dass die

Zöliakie zu ihrem Leben dazu gehört. Wir haben ihr erklärt, warum sie im Kindergarten nicht mehr mittags mitessen kann. Dass unsere Kleine ab sofort ein Brotzeitkind sein darf, mit sämtlichen Leckereien, die sie sich in ihrer Brotzeitbox nur vorstellen kann. Vielleicht fällt es euch leichter, euer Kind mit Hilfe eines Kinderbuches über Zöliakie aufzuklären. Es gibt einige tolle Kinderbücher, in denen kindgerecht erklärt wird was Zöliakie ist, was passiert, wenn es Gluten zu sich nimmt und was in Zukunft geändert werden muss.

Wobei wir das Wort Gluten erst Monate später eingeführt haben; die Kleinen können mit diesem Begriff ja noch nicht viel anfangen. Wir haben erst mal mit dem Begriff Weizen (der gängigsten Zutat) begonnen. Monat für Monat bauten wir den Radius mit weiteren Getreidesorten aus. Bis hin zu dem Begriff Gluten.

Auch haben wir uns Kinderbücher über den menschlichen Körper angeschaut und ihr dabei erklärt, wo genau das Problem liegt. Mittlerweile ist auch das Thema Kontamination für unser Zöli-Kind kein Problem mehr. Auch fragt sie in jeder Situation einen Erwachsenen ihres Vertrauens, ob sie das gerade angebotene Lebensmittel essen dürfe. Egal in welcher Situation.

Beispiele für Kinderbücher:

- Zucker, Zauber und Zinnober
  von Birgit Kulmer ISBN: 9783981506808

- Hamster Henri isst glutenfrei - Das Bilderbuch zur
  Zöliakie
  von Verena Herleth ISBN: 9783903085787

- Hey Darmzotte!
  von Verena Herleth ISBN: 9783903085749

- Zöli wohnt in meinem Bauch
  von Maren Lindemann ISBN: 9783956834318

- Das kleine Kätzchen Flora hat Zöliakie
  von Tina Nußbacher ISBN: 9783990931134

- Zöliakie: Die Krypten- und Zottenmonster brauchen
  deine Hilfe
  von Julia Wojik ISBN: 9783735739292

- Henry entdeckt die Zottenwürmchen: Ein Mutmachbuch
  über Zöliakie
  von Anna-Barbara Neumann ISBN: 9783855805297

- Lotta und die Krümel: Eine glutenfreie Geschichte
  von Abigail Rayner ISBN: 9783314105906

Aber so harmonisch wie eben geschildert läuft es natürlich nicht immer ab. Dies zu behaupten wäre eine glatte Lüge. Es gibt Tage, da fliegen bei uns zu Hause die Fetzen vor lauter Frust. Denn welches Kleinkind würde stillschweigend und mit einem hohen Maß an Vernunft die eigene Zöliakie einfach so hinnehmen?

Unseres nicht! Ich glaube, das kann man von einem Kind auch nicht erwarten. Somit gibt es auch bei uns hin und wieder Höhen und Tiefen! Ich befürchte, das ist normal und da kann nur durch viel Verständnis unsererseits darauf reagiert werden.

Einmal fragte mich unser Zöli-Kind, wann die Zöliakie wieder weg ist; sie möchte es nicht mehr haben. Sie hatte diese Theorie bei einem Gespräch aufgeschnappt. Ich erklärte ihr, dass dem leider nicht so ist, aber es definitiv schlimmere Lebensmittelunverträglichkeiten gäbe als Zöliakie. Wir könnten doch alles essen, nur sind die Produkte aus anderen Mehlen hergestellt und wir müssten immer vorab ein paar Dinge beachten, sobald wir auswärts essen möchten. Aber genau da liegt oftmals die Schwierigkeit. Das Thema Kontamination bremst uns bei unserer Freizeitgestaltung oft erst einmal aus und sorgt für mal mehr und mal weniger aufwändige Vorbereitungen.

Die kleinen Zölis bekommen spätestens bei Gesprächen, der Planung und Umsetzung mancher Vorkehrungen mit, dass wohl doch mehr dahintersteckt, als wir versuchen, ihnen Glauben machen zu wollen. Es ist schwierig, hier genau die richtige Balance zu finden. Einerseits erklären wir unseren Kindern, dass Zöliakie nichts Dramatisches ist und anderseits erleben sie tagtäglich den Wirbel, der darum gemacht wird.

Uns als Familie hat es sehr geholfen, die Nahrungsumstellung als etwas Positives zu sehen. Wir ernähren uns viel bewusster und wissen, was in den Lebensmitteln drin ist. Auch gehen wir mit Lebensmitteln viel nachhaltiger um, im Müll landet kaum noch etwas. Manche Nahrungsmittel sind für uns mittlerweile etwas ganz besonderes, frisches Brot zum Beispiel. Frisches, glutenfreies Brot wird bei uns zu Hause gehütet wie ein kleiner

Schatz. Lebensmittel haben für uns einen weitaus höheren Stellenwert als vor der Diagnose, als wir noch alles nach Belieben kaufen konnten. Selbst unseren Wortschatz haben wir ein wenig nachjustiert. Lange Zeit nannten wir Weizenmehlsemmeln/Weizenbrötchen „normale" Semmeln/Brötchen. Bis uns klar geworden ist, dass das überhaupt nicht stimmt! Warum sollten diese die „normalen" sein? Was bitte sind denn dann die glutenfreien Semmeln/Brötchen? Somit gibt es nur noch glutenhaltige und normale (glutenfreie) Semmeln/Brötchen.

Es sind die kleinen Dinge, die es einem auf lange Sicht einfacher machen. Auch versuchen mein Mann und ich gar nicht mehr so detailliert mit Fremden (wenn nicht notwendig) auf das Thema Zöliakie einzugehen. Es nicht ständig zum Tischgespräch Nr. 1 werden zu lassen. Vor allem nicht, wenn unser kleiner Zöli in unmittelbarer Nähe ist.

Ich werde oft von Außenstehenden gefragt, ob denn DAS nicht immer sehr anstrengend für mich als Mama sei. Ich verneine mittlerweile automatisch mit den Worten: „Ach was, alles gut, ich backe eh sehr gerne!" Versteht mich nicht falsch, wir machen definitiv kein Geheimnis aus der Zöliakie unserer Tochter, warum auch. Und ja: ES ist manchmal anstrengend. Nur habe ich erstens gelernt damit umzugehen und zweitens ist das Beschweren darüber nichts, was im Beisein unseres Zöli-Kindes passieren sollte und drittens habe ich gar kein Bedürfnis mich ständig über DAS auszuheulen. Meinem Mann und mir ist es sehr wichtig, dass unsere Tochter weiß, was sie hat und wie sie mit Zöliakie umgehen muss. Aber vor allem ist uns wichtig, dass unser Zöli-Kind kein schlechtes Gewissen hat, weil Mama und Papa anscheinend immer so viel backen müssen. Sie soll sich nicht schlecht fühlen, für etwas, wofür es nichts zum schlecht fühlen gibt. Schlussendlich ist eine positive Einstellung von uns Eltern gegenüber der Zöliakie unseres Kindes der Grundstock, um wieder ein unbeschwertes Leben führen zu können. Andernfalls macht man sich das Leben doch nur schwerer als es in Wirklichkeit ist. Und zwar nicht nur sich selbst als Eltern, sondern auch allen anderen Familienmitgliedern. Denn eines ist klar: ändern können wir die Tatsache nicht. Aber wir können versuchen, positiv mit der Diagnose zu leben und unseren Kindern einen verantwortungsbewussten Umgang mit Zöliakie mit auf den Weg zu geben. Damit sie – auch mit Zöliakie – selbstbewusst und unbeschwert das Leben genießen können. Sie sollen das Leben führen können, welches wir Eltern uns für sie wünschen.

Hier ein paar Zöliakie Anlaufstellen, um Unterstützung oder auch einen Austausch mit anderen Zöli-Familien zu finden:

Deutsche Zöliakie Gesellschaft e.V.
Die DZG ist ein gemeinnütziger Verein. Sie bietet viele Informationen und Hilfestellungen zum Thema Zöliakie, vor allem auch für die Zeit nach der Diagnose. Sie ist in Deutschland einer der wichtigsten Ansprechpartner zur Zöliakie. Sie unterstützt mit Beratungsgesprächen, organisiert Veranstaltungen, und setzt sich für Zöliakie-betroffene und deren Interessen ein.
https://www.dzg-online.de/

Zöliakie Austausch – Die Facebookgruppe
Hier findet man nicht nur als Neu-Zöli Hilfestellungen, Tipps oder Ratschläge rund um das Thema Zöliakie. Als Facebook Mitglied hat man die Möglichkeit, mit anderen Zölis in Kontakt zu treten und sich miteinander auszutauschen. Die Hilfsbereitschaft und das freundliche Miteinander in dieser Gruppe sind wirklich herausragend und macht es einem leicht, die Scheu vor Fragen zu verlieren.
https://www.zoeliakie-austausch.de/

Generell gibt es in den Sozialen Netzwerken wie Facebook, Twitter, TikTok, Instagram und Co so einiges über Zöliakie zu entdecken. Egal ob es um das Thema Kochen, Backen, Restaurants oder Reisen geht.

...und seine Freizeit

Eines vorweg: Bei Zöliakie kann das Gluten nicht über die Haut aufgenommen werden. Die Symptome erfolgen erst, wenn es in den Darm gelangt. Und wie kommt es dahin? Genau das ist oft das Problem bei kleinen Kindern. Ich weiß ja nicht wie es euch geht, aber gefühlt haben meine kleinen Kinder immer die Finger im Mund. Daher liegt es natürlich nahe, sich eventuelle Gefahrenquellen zu Hause noch einmal genauer anzuschauen.

Habt ihr Knete zu Hause? Bestimmt. Schaut euch die Zutatenliste an. Sehr oft wird für die Herstellung von Knete Weizen benutzt. Also muss diese einer glutenfreien Variante weichen. Denkt auch an das Knetequipment: Unterlage, Roller, Ausstecher und Co. Entweder gut reinigen, entsorgen, oder verschenken.

Auch im Badezimmer solltet ihr einige Produkte auf glutenhaltige Inhalte überprüfen:

- Zahnpasta
- Handseife
- Duschgel
- Shampoo
- Badezusatz

Auch wenn der Anteil an glutenhaltigen Zutaten bei Kosmetika wirklich sehr gering ist, und diese erst in den Darm gelangen müssten um Reaktionen hervorzurufen, bin ich immer lieber auf Nummer sicher gegangen und habe die Zutaten hier ebenfalls kontrolliert. Aber auch außerhalb der eigenen vier Wände sollte man ein wenig achtsam sein. Natürlich überwiegend an Orten, an denen sich kleine Kinder und deren bröselnde Lebensmittel tummeln. Wie Superman werdet ihr einen scannenden Blick entwickeln. Mit Hilfe dieses Anti-Brösel-Blickes – den ihr über sämtliche Bereiche strahlen lassen werdet – werdet ihr natürlich überall Krümel entdecken: Auf dem Spielplatz, in Indoorspielplätzen, auf Parkbänken, in Fahrgeschäften von Volksfesten, auf der Bierbank im Biergarten, in der Besteckschublade bei Freunden zu Hause, einfach überall! Es ist uns früher gar nicht aufgefallen wie bröselig die Welt um uns herum ist. Aber keine Panik, nehmt einfach immer Babyfeuchttücher mit, so könnt ihr gegebenenfalls sowohl die Sitzgelegenheiten als auch die Hände eures Zölis reinigen. Auch auf Ausflügen in den Streichelzoo, Wildpark oder beim Bauern um die Ecke ist ein wenig Achtsamkeit beim Füttern der Tiere geboten. Denn auch das Futter, welches an der Kasse gekauft oder aus Automaten gezogen werden kann, besteht oft aus Getreide. Ich zog unserem Zöli-Kind immer dünne Stoffhandschuhe an. Oder wie bereits erwähnt, hatte ich zumindest immer Babyfeuchttücher dabei.

Generell erfordern Ausflüge ab sofort eine genaue Planung. Mal schnell zum Bäcker oder unterwegs etwas zu Essen kaufen ist ja nun nicht mehr so einfach. Ist ein Essen im Restaurant gewünscht, müssen natürlich wieder folgende Punkte vorab geklärt werden.

- Gibt es glutenfreie Speisen?
- Falls ja, wie geht das Restaurantteam mit dem Thema Kontamination um?

Wenn wir einen Ausflug mit Freunden und deren Kindern machen, bringe ich für alle Kinder die geschmierten Brote mit. Die Freunde das Obst, glutenfreie Getränke oder glutenfreie Knabbereien. Auch gibt es für die Kinderschar nur glutenfreie Knabbereien. Somit ist das „Extra-Wurst-Braucher" Gefühl ausgeschlossen und die eventuelle Kontamination ist ebenfalls eliminiert! Aber klar – ohne Verständnis der Freunde geht es mal wieder nicht.

Genauso braucht es gegenüber den befreundeten Familien enorm viel Vertrauen, sobald sich euer Zöli-Kind eine glutenfreie Speise aus deren Brotzeitbox nehmen darf. Egal ob auf dem Spielplatz, im Park oder bei einem Picknick. Ihr werdet sehr schnell merken, wer mit der Zöliakie eures Kindes verantwortungsbewusst umgeht und wer nicht.

Einmal hat eine meiner besten Freundinnen unserem Zöli-Kind deren Brotzeitbox voller Äpfel vor der Nase weggezogen. Die Begründung meiner Freundin: Sie hatte zu Hause Knabberbrezeln in die besagte Box gefüllt. Dann ist ihr eingefallen, dass unser Zöli das ja nicht essen darf, hatte sich dann für Äpfel entschieden, aber die Box vorher nicht ausgespült. Nun waren die Äpfel kontaminiert und unser Zöli-Kind durfte die Äpfel nicht mehr essen.

So viel Ehrlichkeit und Mitdenken ist leider nicht die Regel. Aber auch hier wird sich bei euch eine Routine einspielen, wem ihr vertrauen könnt, und bei welchen Treffen ihr lieber die Snacks für euer Zöli-Kind selbst mitbringt.

Ich habe auch die Erfahrung gemacht, dass die Freunde unseres Zölis wahnsinnig verantwortungsbewusst mit dem Thema Ernährung umgehen. Ich glaube, im Beisein ihrer Freundinnen wäre es unserer Tochter unmöglich in ein Stück glutenhaltige Semmel/Brötchen zu beißen! Es ist interessant, wie selbstverständlich die Kinder damit umgehen. Empfinden es doch die meisten Kinder als höchst ungerecht, wenn sie etwas essen würden, was unser Zöli-Kind nicht essen darf.

Ich persönlich habe noch nie mitbekommen, dass unser Zöli wegen ihrer Zöliakie ausgegrenzt oder gehänselt wurde. Auch der Kindergarten konnte nie etwas beobachten. Im Gegenteil, Mamas berichten mir oft, dass deren Kinder beim Mittagessen oder Abendbrot nachfragen ob unser Zöli dieses Gericht zu sich nehmen dürfe. Es interessiert die Kinder – oftmals mehr als so manche Erwachsene.

So offen wie wir als Familie mit der Zöliakie unserer Tochter umgehen, bitte ich auch unsere Freunde mit deren Kindern offen darüber zu sprechen. So entsteht gleich ein Grundverständnis über Zöliakie und es ist für die Kinder verständlich, warum das Zöli-Kind nicht mit ihnen das Pausenbrot teilen oder tauschen darf.

Ein netter Nebeneffekt ist, dass es bei Treffen mit Nicht-Zöli-Kindern gar keine Diskussionen gibt, welche Snacks gereicht werden. Es gibt für alle glutenfreie Knabbereien. Und spätestens hier werdet ihr vielleicht aus eurem Umfeld zu hören bekommen, dass ein Zöli-Kind auch lernen muss, nicht der Mittelpunkt der Welt zu sein. Dass es nicht von allen Menschen um sich herum, immer nur Rücksicht erwarten kann. Dass natürlich auch mal ein mitgebrachtes Schokocroissant vom Bäcker vor des Zöli-Kindes Augen verspeist werden darf. Oder dass auch mal Mama, Papa oder das Geschwisterkind ein anderes Stück Kuchen essen dürfen. Kurz: Das sehe ich genauso.

Ja, richtig, unsere Zöli-Kinder müssen akzeptieren lernen, dass wir in einer Welt leben, die von Nicht-Zölis dominiert wird. Man muss nur fairerweise auch sagen, dass unsere kleinen Zölis eh schon einiges hinnehmen und auf vieles im Alltag verzichten müssen. Somit finde ich, sollen unsere Kleinen es auch mal genießen, einfach mal kein „Nein" zu hören und wie alle anderen Kinder in die gleiche Schale greifen zu dürfen. Unser Zöli-Kind genießt das sehr, und ich auch! An dieser Stelle möchte ich meinen Freundinnen sehr für ihre Rücksichtnahme und ihr Verständnis danken!

Denn nicht jeder Spielpartner oder dessen Eltern reagiert rücksichtsvoll. Immer wieder erlebe ich, dass meiner Tochter glutenfreie Kekse gereicht werden, während die eigenen Kinder glutenhaltige Kekse verspeisen. Wenn auch nicht mit Absicht, wird unserem Zöli-Kind somit unterschwellig vermittelt, anders zu sein. Mit diesen Situationen muss unser Zöli leider lernen, klar zu kommen. Aber was mir in solchen Momenten wirklich die Haare zu Berge stehen lässt, ist das Thema der Kontamination. Denn schnell landen glutenhaltige Brösel in der Knabberschale des Zöli-Kindes. Oder die Knabbereien werden auf die Schnelle vertauscht. Diese Gefahren wären sofort ausgeschlossen, würde für alle Kinder das gleiche auf dem Tisch stehen. Wurden also zweierlei Knabbereien gereicht, kläre ich die Gastgebereltern gerne nochmal sowohl über das Problem mit der Kontamination, als auch über die Gefahren eines sogenannten Glutenunfalls auf. Auch gebe ich meiner Tochter das nächste Mal einfach eine Packung glutenfreien Knabberkram für alle Kinder mit.

Sollte nun euer Zöli-Kind bei einer Freundin oder einem Freund den Nachmittag verbringen dürfen, sucht unbedingt das Gespräch mit den Eltern. Klärt sie auf, dass bitte nichts spontan gekocht oder zum Essen angeboten werden darf, selbst wenn die Speise an sich glutenfrei wäre. Das Zöli-Kind darf es nicht und ihr wollt das nicht!

Ja, es fühlt sich doof an. Als würde man seinem Kind nichts gönnen oder den fremden Eltern nichts zutrauen. Aber es muss sein. Auch hier kommt wieder das dicke Fell zum Einsatz! Zieht es euch über. Die Gefahr der Kontamination ist einfach zu groß. Und sollte doch ein Snack gewünscht sein, gebt eurem Zöli-Kind doch den Snack oder etwas Obst mit.

Vertrauen muss sich erst einmal aufbauen. Man muss ja erst einmal sicher gehen, dass die Gastgebereltern die Zöliakie überhaupt ernst nehmen und verantwortungsbewusst an die Sache ran gehen. Einigen Eltern „erlaube" ich ein glutenfreies Mittagessen zuzubereiten (natürlich nur, wenn sie zum wiederholten Male meinen Anti-Kontaminations-Lehrgang absolviert haben.) Anderen wiederum nicht. Da schlägt mein Bauchgefühl Alarm und unser Zöli kann sich dann erst am Nachmittag nach dem Mittagessen zu Hause zum Spielen treffen.

Auch müssen sämtliche Personen, die mit eurem Zöli-Kind in der Freizeit Kontakt haben über dessen Zöliakie informiert werden. Egal ob Musiklehrer, Fußballtrainer, Schwimmlehrer, einfach alle. Wie schnell wird hier Schokolade, ein Keks oder Bonbons verteilt, um den Kindern eine Freude zu machen oder sie zu motivieren. Erinnert die Personen auch gerne öfter daran, vor allem wenn Feste wie Ostern oder Weihnachten bevorstehen.

...auf dem Kindergeburtstag

Das Zöli-Kind ist zu einem Kindergeburtstag eingeladen, das ist doch wunderbar! Doch so wunderbar war das für mich im ersten Jahr überhaupt nicht! Allein der Gedanke an die ganzen Kontaminationsgefahren trieb mir schon Angstschweiß ins Gesicht.

Aber auch diese Hürde lässt sich ganz einfach bewältigen. Als erstes folgt ein Gespräch mit den Gastgebereltern.

Besprecht mit ihnen detailliert alle Lebensmittel, die an dem Tag den kleinen Partygästen angeboten werden. Lasst euch hier am besten die Zutatenlisten durchgeben. Macht den Eltern klar, dass eine Änderung der Speisen bitte frühzeitig an euch weitergegeben werden muss, damit ihr noch reagieren könnt. Oder auch nur, um es eurem Zöli-Kind mitteilen zu können.

- Ich kläre immer vorab, welcher Kuchen geplant ist und ob es ein Geburtstagspartymotto gibt. Ich backe dann den gleichen Kuchen nur in glutenfrei nach. Und er wird natürlich auch wunderschön dekoriert.
- Ebenfalls muss das Trinkglas für euer Zöli-Kind unbedingt beschriftet oder auf andere Art gekennzeichnet werden. Denkt an folgendes Szenario: Ein Kind isst den glutenhaltigen Kuchen. Brösel – überall im Gesicht. Es trinkt nun aus seinem Becher. Brösel im Glas. Das Zöli-Kind verwechselt im Eifer des Gefechts das Glas und trinkt aus besagtem Brösel–Glas. Schon könnte euer Zöli-Kind Gluten zu sich genommen haben.
- Sind Spiele geplant, bei denen die Kinder eine Süßigkeit oder eine Knabberei gewinnen können? Falls ja, klärt ab um welches Produkt es sich genau handelt. Am besten lasst ihr euch von den Gastgebereltern die Zutatenliste durchgeben.
- Sollte ein Abendessen geplant sein, auch hier wieder nach den Zutaten fragen und gegebenenfalls dem kleinen Zöli Alternativen mitgeben.

- Sollte die Party nicht bei den Gastgebern daheim stattfinden, so fragt nach der Telefonnummer des Veranstal-
  tungsortes. Klärt mit dem Veranstalter zunächst alle wichtigen Punkte bezüglich Zöliakie und Kontamination.

Kleiner Pommes Tipp: Sollten auf einer Party keine glutenfreien Pommes möglich sein, könnt ihr eurem Zöli-Kind
Mikrowellen Pommes mitgeben. Diese werden in der Mikrowelle erhitzt, gesalzen und nach ein paar Minuten sind
diese knusprig und schmecken (zumindest uns) richtig gut!

Es klingt im ersten Moment nach viel, woran gedacht werden
muss, aber das ist es eigentlich gar nicht. Mit Sicherheit werden
sich so manche Gastgebereltern nach eurem Gespräch ein wenig
überfordert fühlen. Nehmt ihnen die Sorge, dass sie irgendetwas
falsch machen könnten. Es muss eben nur der ganze Ablauf besprochen werden, und schon kann eigentlich gar nichts mehr
schieflaufen. Dennoch stellen manche Eltern dann auf komplett
glutenfreie Produkte für die Party um, um einen Glutenunfall zu
vermeiden.

Die Fehler passieren auch nicht absichtlich, sondern fast immer
aus Unwissenheit oder durch eine spontane Handlung. Daher ist
eine genaue und informative Absprache unerlässlich. Ich mache
den Eltern auch immer den Vorschlag, für alle Kinder Muffins
zu backen, natürlich dem Partymotto getreu, glutenfrei dekoriert.
Dann gibt es neben dem Geburtstagskuchen auch noch glutenfreie Muffins für alle Partygäste. Das kommt eigentlich immer
gut an. Oder für eine andere sehr gute Freundin backe ich den
Geburtstagskuchen und sie dekoriert diesen dann noch.

Es gibt viele Möglichkeiten wie man dem Zöli-Kind das Gefühl geben kann, nicht immer der „Extra–Wurst–Braucher" zu sein. Gerade für Kleinkinder ist es ja doch sehr wichtig, das zu bekommen was andere bekommen. Die Kommunikation mit den Gastgebereltern ist also die Basis, damit alle ein schönes Erlebnis an diesem besonderen Tag haben.

Auf jeden Fall wird der Gebrauch einer Plastikbox in Zukunft unverzichtbar sein. Dieser Artikel wird ein stetiger Partybegleiter eures kleinen Zölis sein. Egal ob für glutenfreien Kuchen, Kekse oder selbstgebackene glutenfreie Plätzchen, Breze und Co. Unser kleiner Zöli durfte sich diese Box selber aussuchen. Zwar musste ich tief durchatmen, als die Wahl auf die grelle pinkfarbene Dose mit Elsa fiel. Hauptsache die Box gefällt unserem kleinem Zöli und der mitgebrachte Kuchen kann perfekt präsentiert werden.

Kleine Checkliste für den Kindergeburtstag:

- Welchen Kuchen gibt es? (Gibt es für euch die Möglichkeit Muffins oder ähnliches für alle Kinder mitzugeben?)
- Der glutenfreie Kuchen darf nicht in Berührung mit dem glutenhaltigen Kuchen kommen.
- Sind Spiele mit Knabbereien oder Süßigkeiten geplant? Falls ja, welche?
- Ist ein Zwischensnack geplant? Falls ja, welcher?
- Gibt es ein Abendessen? Falls ja, was genau? (Denkt auch daran nach der Zutatenliste von Mayonnaise und Ketchup zu fragen.)
- Trinkglas des Zöli-Kindes gut erkennbar machen.

...im Kindergarten

Natürlich muss auch der Kindergarten ins glutenfreie Boot geholt werden. Das ist im ersten Schritt einfach, aber was das für einen Rattenschwanz nach sich zog, mussten die Erzieher*innen und wir als Eltern bald feststellen.

Nach zwei glutenfreien Kindergartenjahren kann ich mit Sicherheit sagen, es gab jede Menge zu planen, an vieles zu denken und somit auch viel vorab zu besprechen. Nicht, dass ich auf taube Ohren beim Kindergarten gestoßen wäre, nein im Gegenteil: Die Erzieher*innen verhielten sich äußerst verständnisvoll und verantwortungsbewusst im Umgang mit der Zöliakie unserer Tochter.

Es waren vielmehr die ganzen Events, die den Kindergarten für die Kleinen ja so besonders machen. Wie viel eigentlich im Kindergarten übers Jahr gegessen wird, wird einem erst bewusst, wenn man explizit darauf achten muss. Übertrieben gesagt – sind Kindergartenkinder im Kindergarten nur am Essen. Da sind die gefühlt wöchentlichen Geburtstagsfeiern der Kinder, sowie sämtliche Aktivitäten wie Brot oder Plätzchen backen und natürlich die vielen Festlichkeiten wie Ostern, St. Martin/Laternenfest, Nikolaus, Fasching/Karneval, das Sommerfest sowie die Weihnachtsfeier, diverse Ausflüge und Co! Da kann einem schon mal der Kopf vor lauter Terminen und den damit verbundenen Kontaminations-Vermeidungs-Notfallplänen schwirren. Mal ganz abgesehen von dem vielen Backen und Kochen! Ohne einen Essenskalender, den ich mir selbst gebastelt hatte, wäre ich oft ziemlich aufgeschmissen gewesen.

So könnte ein Essenskalender ausschauen:
Entweder ihr benutzt einen einfachen Wandkalender und tragt dort alle Essensevents (Veranstaltungen, Geburtstagsfeiern, Familienfeste usw.) ein, an dem ihr backen wollt, dürft (oder müsst). Der Speiseplan des Kindergartens könnte auch dort eingetragen werden, falls ihr Mittagessen für euer Zöli-Kind nachkochen möchtet. Ich habe allerdings einen Familienplaner besorgt, nur mit fünf Spalten statt mit vier. In die fünfte Spalte wurden von mir alle Speisen eingetragen, die ich dann für die anstehenden Events planen/ backen oder kochen musste. So habe ich nichts aus den Augen verloren und hatte auch immer einen Überblick, welche Besorgungen ich noch machen musste oder mit welchen Personen ich noch sprechen musste.

Zunächst sucht ihr das Gespräch mit den Erzieher*innen. Macht einen Termin aus, denn zwischen Tür und Angel kann das Thema Zöliakie nicht besprochen werden. Erklärt den Erzieher*innen was genau Zöliakie ist. Was passiert wenn euer Zöli-Kind Gluten zu sich nimmt. Sensibilisiert sie, denn für einen langen Zeitraum werden nun auch die Erzieher*innen eine wichtige Rolle bezüglich der Kontrolle und Wachsamkeit einnehmen müssen. Macht ihnen klar, dass es ohne ihre Hilfe schwer werden wird, die Blutwerte auf einen Normalwert zu bekommen. Nur mit ihrer Hilfe können Glutenunfälle verhindert werden. Macht sie auf das Thema Kontamination und die Gefahrenquellen wie Knete, Salzteig oder Fingerfarben aufmerksam. Selbst ein kleiner Brösel löst Reaktionen im Körper des kleinen Zölis aus. Bietet Lösungen an, wie Kontamination am besten vermieden werden kann.

So könnte eine Information für den Kindergarten ausschauen:

Liebes Kindergarten Team,

vielen Dank, dass Sie uns Eltern unterstützen, damit unser Kind auch in Zukunft gesund bleibt! Anbei ein paar Infos, damit Sie wissen, worum genau es sich bei Zöliakie handelt:

Was ist Zöliakie?

Zöliakie ist eine Autoimmunkrankheit. Autoimmunkrankheit bedeutet, dass der Körper auf einen bestimmten Stoff „überreagiert", und sich selbst damit sehr schadet.

Was ist der Auslöser (Trigger)?

Ausgelöst werden die Symptome durch kleinste Spuren von allen gängigen Getreidesorten (Weizen, Dinkel, Emmer, Gerste und Roggen) und deren Produkte. Auch auf Mehlstaub reagiert das Immunsystem und löst Symptome aus.

Was passiert im Falle einer Aufnahme dieser Triggerstoffe?

Dies variiert stark. Von sofort erkennbaren Symptomen wie Übelkeit, Erbrechen, starke Bauchschmerzen oder auch Durchfall kann es aber auch zu keinerlei offensichtlichen Symptomen kommen.

Aber das ist leider nicht alles: Da es sich um eine Autoimmunkrankheit handelt, greift die körpereigene Abwehr meines Kindes den Darm an, und zerstört die Darmzotten. Diese sind für die Vitamin- und Mineralstoffzufuhr zuständig.

Das Zöli-Kind könnte beispielsweise auf einer bunten Matte die Mahlzeit einnehmen. Diese Matte signalisiert den anderen Kindern: „Stopp! Diese Zone ist für euch tabu." Oftmals wird vorgeschlagen, dass das Kind alleine oder alleine mit einem*er Erzieher*in beim Essen am Tisch sitzt. Das ist meiner Meinung nach eine fragwürdige Option, wenn das Zöli-Kind alleine an einem Tisch sitzt und sein Mittagessen zu sich nehmen muss. Ich finde das persönlich schrecklich. So wird das Zöli-Kind doch erst recht zum Außenseiter.

Vielleicht ist es ja möglich den kleinen Zöli mit seiner besten Freundin oder mit seinem besten Freund an einen Tisch zu setzten. Nur die zwei Kinder, so lässt sich ein Glutenunfall besser vermeiden, als wenn der Zöli in großer Runde mit vielen Kindern sein Essen zu sich nimmt. Am besten nehmt ihr mit den Eltern der Freundin oder des Freundes Kontakt auf und besprecht mit ihnen eine Art Ablaufplan beim Essen:

- Jeder darf nur sein eigenes Essen verspeisen.
- Jeder trinkt nur aus seinem eigenen Becher.
- Es wird nichts geteilt und auch nicht gekrümelt.

Ich bin mir sicher, sie werden euch unterstützen und ihrem Kind den richtigen Umgang beim Essen erklären.

Toll wäre auch, wenn ihr einen Tag lang die Erzieher*innen im Kindergartenalltag begleiten könntet. Lasst euch den Kontakt des Essenslieferanten geben. Besprecht das Thema mit dem Caterer am besten selbst, denn ihr kennt euch am besten aus und wisst genau worauf bezüglich der Kontamination geachtet werden muss. Eine Kommunikation über Dritte ist immer schwierig und es passieren häufig Fehler.

Vielleicht wird in eurem Kindergarten noch selbst gekocht. Am besten hier im Beisein der Kindergartenleitung mit dem Küchenpersonal sprechen, ob eine glutenfreie Kost – unter Ausschluss jeglicher Kontamination – möglich wäre. Sollte die Umstellung auf glutenfreie Kost nicht möglich sein, muss das Zöli-Kind natürlich vom Mittagessen abgemeldet werden.

Vielleicht besteht ja die Möglichkeit mitgebrachte Speisen in der Einrichtung zu erwärmen? Bei uns ging das leider nicht, aber ich habe für unser Zöli-Kind eine Warmhaltebox/Thermobox besorgt. Diese Boxen halten ohne Probleme das Essen bis zu 6 Stunden warm. So konnte ich ihr wenigstens ein paar Mal in der Woche ein warmes Mittagessen mitgeben. Dies bedeutet allerdings, dass das Essen in der Früh erhitzt/gekocht werden muss. Ich habe mir hierfür immer den Kindergartenspeiseplan für eine Woche im Voraus geben lassen. Ein paar Gerichte konnte ich dann nachkochen und unserem Zöli-Kind somit das gleiche Mittagessen mitgeben was die anderen Kinder bekamen. Allerdings habe ich mit der Zeit festgestellt, dass unser Zöli-Kind gerne ein Brotzeitkind war, und es ihr nichts ausgemacht hat, wenn die anderen Kinder etwas anderes zu essen bekamen, als sie. Auch die Investition in eine gute Brotzeitbox mit vielen Fächern hat sich bewährt. So war Platz für viele Leckereien und es gab keinen Grund, neidisch zu sein.

Leider sah die Welt bei Kindergeburtstagen im Kindergarten anders aus. Hier war unser Zöli-Kind oft sehr traurig, dass es nicht den gleichen Muffin essen durfte wie alle anderen. Waren die doch immer so schön verziert. Zwar lief die Absprache mit dem Kindergarten immer reibungslos, aber klar wussten die Erzieher*innen auch nicht jedes Mal was an dem Tag als

Geburtstagsleckerei geplant war. Denn auch hier war die Kommunikation über Dritte schwierig.

Ich hatte wirklich sehr große Angst uns vor den anderen Eltern zu outen, ich wollte nicht als Helikoptermutter dastehen, oder gar als Wichtigtuerin. So manche Reaktion fremder Menschen hatte mich genau als solche stigmatisiert. Das dicke Fell hatte ich einfach noch nicht aus dem Schrank geholt. Somit habe ich eine lange Zeit unser Zöli-Kind – und mich – im Kindergarten durchgekämpft. Doch am Elternabend des neuen Kindergartenjahres fand ich endlich den Mut es auszusprechen: Unser Kind hat Zöliakie. Klar konnten die meisten nichts damit anfangen. Nachdem ich die wichtigsten Eckdaten zusammengefasst hatte, merkte ich, wie interessiert die anderen Eltern waren. Wir einigten uns darauf, dass sie mich jederzeit kontaktieren konnten, wenn eine Geburtstagsfeier im Kindergarten anstand.

Von da an war es um einiges einfacher. Das Verständnis, das mir sehr viele Eltern entgegenbrachten, tat wirklich sehr gut. Seit diesem Coming-out bekam ich fast immer eine Nachricht über anstehende Geburtstage, und was für Kuchen/Muffins geplant waren. Nun war es kein Problem mehr meinem kleinen Zöli eine glutenfreie Variante mitzugeben. Ich habe mich sehr über mich selbst geärgert, dass ich die Eltern nicht schon viel früher darüber aufgeklärt hatte, denn die Planung war ab dem Zeitpunkt um einiges leichter. Einige Mamas boten mir auch an glutenfrei zu backen, was ja leider aus Kontaminationsgründen von mir abgelehnt werden musste. Andere besorgten einfach für alle Kinder glutenfreie Muffins oder glutenfreie Kekse. Oder es gab für alle Kinder einheitlich einen glutenfreien Schokoriegel oder ein kleines Päckchen glutenfreie Gummibärchen.

Wieder andere Mamas nahmen meinen Vorschlag dankend an, dass ich für alle Kids glutenfrei backe, so entstand quasi eine Win-win-Situation.

Die Möglichkeiten für das Zöli-Kind einen normalen Kindergartenablauf zu schaffen sind da, aber sie laufen auf ein grundlegendes Thema hinaus: die Kommunikation. Ohne Kommunikation läuft einfach nichts.

Vielleicht besteht ja nicht die Möglichkeit auf einem Elternabend sprechen zu können, aber eventuell könnt ihr euer Anliegen in einem Gruppenchat kundtun? Nutzt die Chance. Schreibt euer Anliegen in die Gruppe, ihr werdet sehen, dass die Resonanz positiv sein wird. Falls kein Gruppenchat vorhanden ist, besteht vielleicht die Möglichkeit, die Emailverteilerliste des Kindergartens zu nutzen. Euer Anliegen könnte als Anhang in den Newsletter integriert und somit an die Eltern per Mail verschickt werden. Gibt es keinerlei Möglichkeit einer technischen Kommunikation, wäre ein Aushang im Kindergarten ebenfalls eine Option, um die Eltern über euer Anliegen zu informieren.

Ohne eine gute Absprache mit dem Kindergarten funktioniert es leider nicht. Natürlich muss man dem Kindergarten auch einen Lernprozess einräumen, aber nach einiger Zeit spielt sich auch ein Alltag für die Erzieher*innen ein: Ein Event mit Essen steht bald an, also die Zöli-Familie informieren und den Ablauf planen. So wurde das alljährliche Plätzchen backen, das Brotbacken zum Erntedankfest oder die St. Martinsgänse für den Laternenumzug kein Problem mehr.

Für das Plätzchenbacken oder für ein anderes Backevent im Kindergarten haben wir unserem Zöli-Kind eine große Tasche gepackt, gefüllt mit:

- einer großen Silikonmatte
- eigenen Ausstechformen
- Nudelholz
- verschließbare Box für die fertigen Plätzchen
- glutenfreier Teig
- glutenfreies Mehl zum Bestäuben

Und eine kurze Anleitung wie die Plätzchen gebacken werden müssen:

- Arbeitsfläche gründlich reinigen.
- Nur die mitgegebene Backmatte, Teigrolle, eigene Ausstechformen und glutenfreies Mehl zum Bestäuben benutzen.
- Die glutenfreien Plätzchen getrennt von den anderen Plätzchen auf die Seite stellen. Nicht zu den glutenhaltigen legen, es droht Verwechslungs- und Kontaminationsgefahr!
- Für das Backen neues Backpapier verwenden.
- Die fertigen Plätzchen in die mitgebrachte Box legen.
- Die benutzten Backutensilien (Silikonmatte und Co) ungewaschen dem Zöli-Kind wieder mitgeben.

Die Erzieher*innen waren nun ausgestattet, fehlte nur noch der Ablaufplan: Unser Zöli-Kind durfte mit ihrer besten Freundin zuerst mit dem Backen starten. Natürlich haben beide den glutenfreien Teig benutzt. Und erst nachdem die beiden ihre glutenfreien Plätzchen fertig ausgestochen hatten, waren die anderen

Kinder an der Reihe. Das hat den großen Vorteil, dass der Arbeitstisch noch nicht kontaminiert ist und es definitiv zu keinen Verwechslungen der Plätzchen kommen kann. Danach durfte unser Zöli-Kind raus in den Garten, damit auch ja kein Glutenunfall passieren kann, waren ja nun alle anderen Kinder mit glutenhaltigen Plätzchen dran. Auch beim Verzieren der Plätzchen waren wieder die beiden Mädels als erstes am Start, somit konnte wieder eine Kontamination ausgeschlossen werden. So oder so ähnlich lief es bei allen Backaktivitäten im Kindergarten ab.

Für Veranstaltungen wie Sommerfest oder Weihnachtsfest meldete ich mich immer freiwillig zum Kuchenbacken. Somit stand auch immer eine glutenfreie Variante von Kuchen, Plätzchen, Lebkuchen und Co für unser Zöli-Kind mit auf dem Buffet.

Zum ersten glutenfreien Faschingsjahr gab ich meinem kleinen Zöli selbstgebackene, glutenfreie Krapfen/Berliner mit in den Kindergarten. Die allerdings ein wenig misslangen und ich wurde dazu aufgefordert, nie wieder welche zu backen. Laut unserem kleinen Zöli hatten diese nach Stein geschmeckt. Nun, das Jahr drauf bestellte ich glutenfreie gefüllte Krapfen/Berliner im Internet. Geht doch!

Ja, die Kindergartenzeit wird mit Sicherheit die backreichste Zeit in eurem Leben sein. Ich für meinen Teil hatte zuvor noch nie so viel gebacken wie in der Kindergartenzeit unseres Zölis! Aber kleiner Tipp: Sehr viele Backwaren lassen sich super einfrieren. Somit hat man immer Kuchen im Haus und muss nicht sofort panisch drauflos backen, wenn ein Event ansteht.

Kleine Checkliste für das Elterngespräch mit dem Kindergarten. So werden Glutenunfälle vermieden:

1. Folgende Materialien müssen im Vorfeld kontrolliert und gegebenenfalls ausgetauscht werden

- Knete
- Malfarben (Fingerfarben)
- Salzteig
- Selbstgemachter Klebstoff
- Seife zum Händewaschen

2. Ablaufplan im Umgang mit Essen

- Das Händewaschen vor und nach dem Essen muss beim Zöli-Kind kontrolliert werden.
- Der Essbereich vom Zöli-Kind muss immer sauber sein.
- Der kleine Zöli könnte sein Mittagessen auf einer bunten Essmatte (Platzdeckchen) zu sich nehmen. Somit wäre der Essbereich auf dem Tisch für die anderen Kinder optisch abgegrenzt.
- Eine Erzieherin oder ein Erzieher und nur ein Kind sitzen mit dem Zöli am Mittagstisch.
- Nur das von den Eltern mitgebrachte Geschirr benutzen.
- Dem Zöli-Kind nur Lebensmittel geben, die von den Eltern mitgegeben wurden.
- Alle Tische müssen nach dem Essen immer gereinigt werden, auch unter den Tischen sämtliche Krümel entfernen.

3. Veranstaltungen

- Veranstaltungen mit Speisen und sämtliche Backaktivitäten müssen bitte im Vorfeld mit den Eltern besprochen werden.
- Die Eltern geben dem Zöli-Kind alle Materialien / Produkte (wie Teig, Matte, Mehl usw.) für den Tag mit.
- Nur die von den Eltern mitgegebenen Materialien / Produkte dürfen verwendet werden.

Um den Erzieher*innen mehr Spielraum und Sicherheit zu geben, hinterlegte ich ein paar Notfallsüßigkeiten, die unser Zöli-Kind essen durfte, falls mal doch die Absprache eines Geburtstages nicht klappte.

Von einer Liste für die Erzieher*innen mit glutenhaltigen und glutenfreien Süssigkeiten/Knabbereien drauf, rate ich dringend ab. Sicher würde es den Erzieher*innen etwas mehr Spielraum geben, um auch dem Zöli-Kind mehr Auswahl bieten zu können, wenn es sich von den Leckereien des Geburtstagskindes auch etwas aussuchen dürfe. Aber erstens können sich jederzeit die Rezepturen der Hersteller ändern und zweitens gibt es auch gerne mal Bonbons und Co., die in einem anderen Land produziert werden. Auch wenn diese vielleicht von der gleichen Marke sind wie die „einheimischen" glutenfreien Produkte, aber unter Umständen sind diese dann leider nicht glutenfrei!

Die Erzieher*innen besprachen auch ab und zu das Thema Lebensmittelunverträglichkeiten mit den Kindern im Morgenkreis. Klar haben sie nie unser Zöli-Kind oder andere Kinder mit Namen erwähnt. Dabei wurden den Kindern viele Unverträglichkeiten oder Allergien auf eine kindgerechte Art und Weise erklärt. Natürlich auch Zöliakie. Das war wirklich toll, denn somit wurde unserem Zöli-Kind gezeigt, dass es eine Menge Lebensmittelunverträglichkeiten gibt und dementsprechend auch viele verschiedene Symptomatiken. Und den anderen Kindern wurde gezeigt, was es alles für Dinge gibt auf, die der Körper reagieren kann. Auf die Idee ist unser Kindergarten damals alleine gekommen. Wir fanden es super und unserem kleinen Zöli hat es geholfen. Vielleicht wäre diese Art von „Info-Morgenkreis" auch etwas für euch und euren Kindergarten.

Auch war es mir immer ein großes Bedürfnis die Erzieher*innen über den aktuellen Blutwert zu informieren. Der Grund hierfür: Die Blutwerte unseres Zölis hatten sich innerhalb von einem Jahr auf einem normalen Niveau stabilisiert. Dies war auch ein großer Verdienst der Erzieher*innen. Mit über 20 kleinen Kindern im Alltagstrubel noch etwaige Brösel im Blick zu haben, die meinem Zöli zu nahekommen könnten, stelle ich mir persönlich ziemlich schwierig vor. Natürlich könnte man jetzt sagen: „Ist doch deren Job!" Aber ein „Danke" an richtiger Stelle ist immer wieder schön, freut und motiviert somit auch die Erzieher*innen.

Sollte der Blutwert jedoch unverändert bleiben oder sich gar verschlechtern, muss die Suche nach Diätfehlern aufgenommen werden, auch im Kindergarten.

6. Trotz Glutenunfall loslassen und vertrauen können

Bei jedem Zöli wirkt sich ein Glutenunfall anders aus. Die Beschwerden variieren (nur das Thema mit den Darmzotten ist immer gleich). Ein Glutenunfall ist schlimm und es ist schrecklich mit ansehen zu müssen, wie sehr der kleine Zöli unter Umständen leiden muss. Ich bin keine Medizinerin, daher werde ich mir nicht anmaßen euch Medikamente zu empfehlen, das wäre schlichtweg falsch und unter Umständen auch sehr gefährlich für euer Zöli-Kind. Ich bin mir sicher, ihr wisst als Eltern ganz genau, was euer Zöli-Kind im Falle eines Glutenunfalles braucht und welche Maßnahmen ihr - angefangen von der Wärmflasche bis hin zu viel Kuscheln – ergreifen könnt. Es geht mir in diesem Kapitel um euch Eltern. Wie ihr mit einem Glutenunfall eures Zöli-Kindes besser umzugehen lernt und auch müsst.

Der wunderschön hergerichtete Geburtstagskuchen stand auf dem Tisch. Dekoriert war er unter anderem mit Kaubonbons. Die Gastgebermama wusste, dass unser Zöli-Kind sowohl den glutenhaltigen Kuchen als auch die Toppings (wegen der Kontamination) auf dem Kuchen nicht essen durfte. Aber sie meinte, es wären noch einige von den Bonbons in der Tüte übrig und fragte ob unser Zöli-Kind diese nicht haben dürfte. Ja klar darf sie. Ich kannte die Bonbons und die sind – soweit ich meinte zu wissen – glutenfrei. Doch wie heißt es so schön:

Glauben heißt nicht wissen.

Wieder zu Hause haben mich diese Bonbons gedanklich nicht mehr losgelassen. Ich rief meine Freundin an und ließ mir die Zutaten durchgeben. Mit Schrecken musste ich feststellen, dass ich meiner Tochter glutenhaltige Kaubonbons gegeben hatte.

Ich selbst, nicht eine fremde Person, oder ein anderes Kind, nein, ich selbst habe sie meiner Tochter gegeben. Und dass, obwohl die Verpackung vor mir lag! Wie dämlich! Ich fühlte mich so unglaublich schrecklich. Ich passe doch immer auf, achte mit Argusaugen auf meinen kleinen Zöli und dann passiert **mir** *so etwas!*

Durch diese Situation wurde mir aber auch bewusst, dass egal wie sehr man aufpasst, immer wieder Fehler passieren können. Unfälle, die nicht zwingend von außenstehenden Personen verursacht werden.

Bitte versteht mich nicht falsch. Ich möchte nicht, dass der Eindruck entsteht, einen Glutenunfall auf die leichte Schulter nehmen zu können. Denn die Auswirkung eines Glutenunfalls ist fatal. Fakt ist, ein Glutenunfall darf nicht passieren, aber die Wahrheit ist auch, er wird passieren. Und nicht mal wir als Eltern sind davor gefeit, Fehler zu machen, auch wir müssen aus ihnen lernen. Haltet euch das immer wieder vor Augen! Ich weiß aus eigener Erfahrung, welche Auswirkungen diese Schuldgefühle auf unseren Alltag haben können. Wie besessen war ich noch mehr bemüht, alles kontrollieren zu wollen, meinen kleinen Zöli habe ich nicht mehr – und wenn nur sehr ungern – zu Freunden gelassen, doppelt und dreifach habe ich Zutatenlisten durchgelesen, obwohl mein Mann die Zutaten bereits gelesen hatte und das Produkt für gut befunden hatte.

Stand eine Kindergeburtstagsfeier an, konnte ich die Nacht davor nicht mehr richtig schlafen, immer wieder kreisten die Gedanken um eventuelle Kontaminationen und den damit vielleicht verbundenen Glutenunfall. Doch was macht das mit einem, wenn man immer alles kontrollieren muss? Kurz gesagt: Es macht müde, nervös und raubt einem oftmals die Energie. Man verhält sich so furchtbar unentspannt auf sämtlichen Veranstaltungen, auf denen auch gegessen wird. Es dreht sich alles nur um das eine Thema im Kopf, und die Festlichkeit kann man nur bedingt genießen. Diese Befangenheit spiegelt sich leider auch auf das Zöli-Kind.

Ich bin mir sicher, diese Zeit war für meine ganze Familie ziemlich anstrengend, und alles andere als einfach. Ich merkte, wie dieser Kontrollzwang und die ständig einhergehende Sorge vor einem Glutenunfall mich langsam kaputt machten. Somit gab es nur eine Lösung: Ich schnaufte tief durch und drückte die Reset-Taste.

Natürlich kontrolliere ich immer noch alles, aber bei weitem nicht mehr so penibel, aber vor allem: Ich lasse mich von der Angst nicht mehr steuern. Denn eines ist klar: nur weil wir Angst vor einem Glutenunfall bei unserem kleinen Zöli haben, können wir diesen unter Umständen gar nicht verhindern. Wir Eltern geben unser Bestes, damit unser kleiner Zöli unbeschwert an Feiern, an Kindergartenevents oder an Ausflügen teilnehmen kann. Auch wenn hierfür oft Verrenkungen unsererseits von Nöten sind, um dem Zöli-Kind alles zu ermöglichen. Aber mehr können wir nicht tun.

Falls die Reset-Taste etwas klemmen sollte, scheut euch nicht Hilfe oder professionellen Rat einzuholen.

- Vielleicht gibt es in eurer Stadt eine Zöliakie Selbsthilfegruppe, die ihr für einen Austausch aufsuchen könnt.
- Beantragt eine Kur, es gibt Kliniken, die auf Zöliakie spezialisiert sind oder Schwerpunktkuren für Zöliakie anbieten.
- Auch hier kann ich euch die DZG sehr empfehlen. Es finden immer wieder Veranstaltungen statt, bei denen sich Zölis untereinander austauschen können.
- Vielleicht wäre auch eine Ernährungsberatung etwas für euch? Fragt einfach bei eurer Krankenkasse nach.
- Denkt auch mal an euch und gönnt euch was Gutes! Egal was es ist, es soll euch als Eltern Freude, Spaß und eine Abwechslung zum Alltag bieten.

Es gab immer wieder Situationen, in denen ich nochmal meine eigene Unachtsamkeit oder Unwissenheit (zum Beispiel: Toaster nicht ausgetauscht, Linsen nicht verlesen, Nachos aus Maismehl waren nicht glutenfrei deklariert) nachjustieren musste. Oder dass ich zum wiederholten Male mit Eltern einen Spielenachmittag durchsprechen musste, weil es den Eltern schwerfiel, einige Regeln einzuhalten. Auch waren wir zu unserem kleinen Zöli immer ehrlich. Wir haben uns auch mal bei unserem Zöli-Kind entschuldigen müssen, da wir uns bei einem Produkt geirrt hatten und unser Zöli es schlussendlich doch nicht essen durfte.

Aber wir sind letztendlich auch nur Menschen, die ihr Bestes geben, damit es dem kleinen Zöli gut geht und kein Glutenunfall durchlebt werden muss.

Also steckt nicht den Kopf in den Sand, lernt aus euren und auch aus den Fehlern anderer und schreibt sie euch hinter die Ohren. Damit der gleiche Fehler nie wieder passiert. Und ihr werdet sehen, sie werden euch auch kein zweites Mal mehr passieren!

Eine stetige Kontrolle und ständiges Hinterfragen müssen sein. Das ist unumgänglich, um keinerlei Gefährdung des Zöli-Kindes zu riskieren. Denn natürlich können Zöli-Kinder nicht in dem gleichen Umfang wie wir verstehen, auf was sie alles achten müssen. Das ist selbstverständlich die Aufgabe der Eltern. Aber wir für unseren Teil haben irgendwann beschlossen, die Leinen ein wenig lockerer zu lassen. Je älter unser Zöli-Kind wurde, desto mehr zeigte sie uns, dass sie durchaus in der Lage ist, auf einige wichtige Dinge selbst zu achten.

Für unser Zöli-Kind ist es mittlerweile selbstverständlich auf ihr Trinkglas zu achten (entweder stellt sie es entfernt von den anderen Trinkgläsern ab oder kennzeichnet es). Dass ihre gluten-freien Lebensmittel nicht mit glutenhaltigen Lebensmitteln in Berührung kommen dürfen. Dass sie immer Erwachsene fragen muss, bevor sie ein unbekanntes Produkt isst. Dieses Loslassen und dem Kind mehr Vertrauen zu schenken ist ein sehr wichtiger Lernprozess. Für den kleinen Zöli aber natürlich auch für uns Eltern.

Unsere Zöli-Kinder werden mit ihrer Zöliakie ihr Leben lang leben müssen. Je mehr wir Ihnen einen normalen Alltag, ohne ständige Angst vor etwaiger Kontamination oder Gefahren durch eventuell herumliegende Brösel ermöglichen, desto besser und selbstsicherer werden unsere Kinder im Umgang mit Zöliakie.

Loslassen das klingt so einfach… Ist es zwar nicht immer, aber traut eurem Zöli-Kind ruhig was zu. Lobt und bestärkt es, wenn es etwas „zöliakie-konform" gemacht hat. Scheinen es nur kleine Schritte, wie einen Erwachsenen danach zu fragen, ob das Lebensmittel glutenfrei ist, oder auch einen Keks abzulehnen, so sind es dennoch riesige Schritte in die richtige Richtung.

Klar ist es ein schwieriger Prozess den fremden Familien, in deren Obhut sich euer Zöli-Kind ab und zu befindet, zu vertrauen. Aber das müsst ihr zulassen und auch aushalten. Es muss eben alles durchgesprochen werden und klipp und klar kommuniziert werden, was ihr als Eltern möchtet und was eben nicht. Aber um bei der Wahrheit zu bleiben, es gibt Familien, die kennen wir seit Jahren und es klappt trotzdem nicht. Sei es drum, dann kann unser Zöli-Kind dort eben nicht mitessen, das ist auch kein Beinbruch.

Klar könnte man die anderen Kinder immer zu sich einladen, denn im eigenen glutenfreien Haushalt ist alles einfacher und unkomplizierter. Aber irgendwann kommt man an einen Punkt, an dem man merkt, es geht nicht mehr. Das Zöli-Kind will auch mal raus. Das muss es auch. Denn es muss einfach lernen mit der Zöliakie zu leben, und das kann es nur erlernen, wenn es sich auch mal außerhalb der sicheren glutenfeien Zone aufhält, und wir dem Zöli-Kind vertrauen.

7. Glutenfrei Backen muss nicht schwierig sein

„Hier probiert mal!" Voller Stolz reichte ich meiner Familie ein Stück selbstgemachtes Weißbrot. Ich war so unglaublich glücklich über meinen sensationellen Erfolg! Gut, die Kruste war zugegebener Maßen ein wenig sehr knusprig, aber innen drin sah es grandios aus. Mein Mann nahm als erstes ein Stück, kaute, und kaute und kaute.

Ich sah es in seinem Blick, diese Verzweiflung, diesen inneren Zwiespalt: „Soll ich ihr die Wahrheit sagen oder eine Notlüge benutzen?" Unser kleiner Zöli rettete die Situation, und nahm sich ein knuspriges Stück. Sie biss hinein und es machte „Blonk". Da lag er vor uns – ein kleiner weißer Milchzahn. Unser kleiner Zöli hatte sich dank meines Weißbrotes einen Zahn raus geknuspert. Klar, der Zahn war schon locker und wackelig, aber dennoch musste ich mich zwischen Situationskomik und Drama entscheiden.

Wir drei blickten auf den Zahn, mein Mann meinte nur: „War das jetzt dein Brot?"

Ich entschied mich für dramatische Situationskomik. Wir verfütterten das Brot bei unserem nächsten Ausflug an die Schafe. Die freuten sich sehr darüber und behielten – soweit ich das beobachten konnte – alle ihre Zähne.

Zöliakie und Backen – das kann unter Umständen eine Wissenschaft sein. Denn das Gluten, welches unserem Zöli-Kind so schadet, ist das Klebereiweiß im Getreide. Das benötigen wir zum Backen, um einen geschmeidigen Teig herstellen zu können.

Deshalb ist es nur logisch, dass diese Eigenschaft bei glutenfreien Mehlen wie z.B. Reismehl fehlt. Würde man demzufolge Weizenmehl mit einem glutenfreien Mehl eins zu eins ersetzen, erhält man als Resultat einen Teig, der bröselig ist, sich nicht verarbeiten lässt und hart wie Stein wird (wie in meiner kleinen Anekdote geschehen). Also „einfach" das Weizenmehl durch glutenfreies Mehl ersetzen ist nicht möglich.

Bis jetzt sind mir lediglich zwei Produkte bekannt, bei denen sich die Zutaten eins zu eins ersetzen lassen:

Pfannkuchen (Eierkuchen) und Spätzle.

Doch wie bekommt man denn dann die Bindefähigkeit in den glutenfreien Teig? Man benötigt noch mindestens zwei weitere Komponenten um einen Weizenteig 2.0 herstellen zu können:

1. glutenfreies Mehl
2. Stärkemehl
3. Bindemittel

Diese drei Komponenten müssen natürlich ins richtige Verhältnis gesetzt werden.

Hier ein Beispiel für ein Mischungsverhältnis:

1. 350 g glutenfreies Reismehl (glutenfreies Mehl)
2. 150 g Kartoffelstärke (Stärkemehl)
3. 50 g Tapiokamehl (Bindemittel)

Glutenfreies Backen ist nicht immer so einfach. Aber wenn man das Prinzip der Dreierbeziehung einmal verstanden hat, steht einem glutenfreien Backen – mit etwas Übung – nichts mehr im Wege. Da es sich um spezielle glutenfreie Mehle handelt, gibt es diese nur bedingt im normalen Supermarkt zu kaufen. Doch in Reformhäusern, Drogeriemärkten oder Bioläden könnt ihr glutenfrei deklarierte Mehle finden.

So, aber nun die gute Nachricht: es gibt im Handel, also auch im Supermarkt, eine große Auswahl an glutenfreien **Fertig**mehlmischungen. Diese **Fertig**mehlmischungen beinhalten bereits diese drei Komponenten im richtigen Verhältnis. Somit muss man sich keine Gedanken mehr machen, welches Mehl in welchem Mengenverhältnis für welchen Teig verwendet werden muss. Ich kann euch nur den Rat geben, greift erst mal darauf zurück.

Gerade in der ersten Zeit nach der Diagnose ist man – zu Recht – damit beschäftigt seinen Alltag wieder herzustellen. Da ist keine Zeit für Experimente. Gerade für Zöli-(Klein)Kinder braucht man schnelle, unkomplizierte und vor allem leckere Rezepte.

 **Zeitschrift Gluten Free**
Die Zeitschrift „Gluten Free" informiert den Leser rund um das Thema Zöliakie, mit tollen glutenfreien Rezepten und Tipps für gelingsicheres, glutenfreies Backen. Dank „Gluten Free" seid ihr auch immer auf den Laufenden wenn es neue glutenfreie Produkte auf dem Markt gibt. Das Magazin erscheint alle zwei Monate als Zeitschrift im Handel und es ist auch als App erhältlich.
https://www.glutenfree-magazin.de/

Glutenfreies Backen ist wahrlich eine Kunst für sich und benötigt oft ein wenig Übung und Routine. Auch wenn manch Außenstehender meint, es besser zu wissen. Spart euch die entmutigende Erkenntnis, dass alle Familienmitglieder den Kuchen nur aus Anstand essen. Man hat genug Zeit zum Ausprobieren, sobald sich die erste Aufregung bezüglich der Diagnose gelegt hat. Das war zumindest bei uns so.

Mittlerweile habe ich richtig Freude daran, mit verschiedenen glutenfreien Mehlen zu experimentieren. Und ich bin nicht mehr am Boden zerstört, wenn mal ein Rezept nicht so klappt, sondern sehe es mit Humor und bin motiviert, es erneut zu versuchen. Und es gibt wirklich viele tolle Kochbücher auf dem Markt, die einem das glutenfreie Backen näherbringen.

Was ich euch aber sehr empfehlen kann, sind glutenfreie Blogger. Auf deren liebevoll gestalteten Blogs findet man nicht nur leckere und einfache Rezepte, sondern auch viele Ratschläge und Tipps rund um das Thema Zöliakie. Schaut einfach mal rein und lasst euch inspirieren. Viel Spaß beim Stöbern!

Meine Lieblingsblogger:

 **Ein Mutmachblog über Zöliakie von Jenni**
In Jenni's durchweg positiven Blog geht es rund um das Thema Zöliakie im Alltag. Wahrer Balsam für die Seele!
https://jennimarieni.at/

 **glutenfrei frollein von Yvonne**
In ihrem Blog erzählt Yvonne über Reisen, teilt mit euch ihre Lieblingsrezepte, empfiehlt das eine oder andere glutenfreie Produkt und erzählt auch vom Familienalltag mit Zöliakie, quasi von Mama zu Mama.
https://www.glutenfrei-frollein.de/

 **Tanja's glutenfreies Kochbuch von Tanja Gruber**
Tanja hat sich in der Zöli-Backwelt einen großen Namen gemacht. Auf ihrem Blog findet ihr tolle und einfache Rezepte. Tanja hat schon einige Backbücher geschrieben und vertreibt ihre eigenen Backmischungen. Sehr zu empfehlen!
https://www.rezepte-glutenfrei.de/

Einfache Rezepte, die auch gelingen

Zu guter Letzt, möchte ich euch noch ein paar gelingsichere, schnelle und leckere Rezepte mit auf den Weg geben. Die meisten Fertigmehlmischungen sind entweder auf Maisbasis oder auf Reisbasis. Hier müsst ihr einfach ein wenig ausprobieren, welches Mehl euch besser zusagt. Auch gibt es sehr viele Hersteller von glutenfreien Fertigmehlmischungen auf dem Markt. Zum Backen benutze ich am liebsten die Fertigmehlmischungen auf Maisbasis. Für Pizzateig benutze ich lieber glutenfreie Mehlmischungen auf Reisbasis. Aber wie gesagt, nutzt das Angebot, probiert die eine oder andere Fertigmehlmischung aus und ihr werdet sehen, backen ohne Gluten kann doch recht einfach sein.

Meine aufgeführten Rezepte sind alle auf Herz und Nieren erprobt und können entweder mit der glutenfreien Fertigmehlmischung auf Maisbasis oder auf Reisbasis gebacken werden. Nur kann es natürlich je nach glutenfreien Mehlhersteller und deren Zutaten, zu kleinen Unterschieden in der Teigbeschaffenheit kommen, aber schmecken werden die Resultate dennoch. Es sind nicht viele Rezepte, aber einfache Dinge mit denen ein Zöli-Kind vollends zufrieden und glücklich gemacht werden kann. Quasi die Klassiker:

Schoko – Bananen Muffins

Zutaten:

- 1,5 TL Flohsamenschalen
  (geht auch ohne, der Teig wird dann ein wenig fester)
- 175 g Butter oder Margarine
- 1 Päckchen Vanillezucker
- 120 g Zucker
- 3 Eier
- 200 g glutenfreie Fertigmehlmischung
  (am besten auf Maisbasis)
- 50 g Kakao
- 3 TL Backpulver
- 50 g Speisestärke
- 7 EL Milch
- 1 – 2 gelb/braune Bananen
- 50 g – 100 g Schokostückchen für den Teig
- 50 g Schokostückchen für die Muffins als Garnitur

Backzeit:
Bei 170 Grad Unter- und Oberhitze ca. 13 – 15 Min.

Zubereitung:
Ofen auf 170 Grad vorheizen. Flohsamenschalen in ca. 50 ml Wasser aufquellen (mindestens 15 Min.) lassen und beiseite stellen.

Butter oder Margarine mit dem Vanillezucker und Zucker cremig rühren, nacheinander die Eier einrühren. Mehl, Kakao, Backpulver und Speisestärke hinzufügen. Bananen mit Gabel zerdrücken und dem Teig zugeben. Nun die Milch und die Floh-samenschalen in den Teig geben.

Zum Schluss noch die Schokostückchen unterheben und in die Muffinformen füllen. Nun können die Muffins noch mit Scho-kostückchen garniert werden. Ab in den Ofen mit ihnen. Stäb-chenprobe durchführen.

Tipp: Die Muffins können hervorragend eingefroren werden. Ebenfalls lassen sich aus dem Grundteig (ohne Kakao) Obstmuffins herstellen. Oder nur Schokoladenkuchen ohne Muffinformen. Natürlich funktioniert das Rezept auch ohne Ba-nanen, aber mit werden sie einfach nochmal saftiger.

Rührkuchen

Zutaten:

- 1,5 TL Flohsamenschalen
- 220 g glutenfreie Fertigmehlmischung (am besten auf Maisbasis)
- 150 g Zucker
- 180 g Butter oder Margarine
- 4 Eier
- 4 EL Milch
- 2 TL Backpulver

Backzeit:
180 Grad Ober- und Unterhitze ca. 50 Min.

Zubereitung:
Ofen auf 180 Grad vorheizen. Flohsamenschalen in ca. 50 ml Wasser aufquellen (mindestens 15 Min.) lassen und beiseite stellen. Alle anderen Zutaten in eine Schüssel geben und mit dem Mixer zu einem glatten Teig verrühren, zum Schluss noch die Flohsamen mit in den Teig geben. In eine eingefettete und bemehlte Kuchenform (Form nach Kuchenwunsch) und backen.

Tipp:
Eignet sich hervorragend für Obstkuchen, Nusskuchen Zitronenkuchen oder Schokoladenkuchen.

Pizzateig

Achtung:
Ruhezeiten des Teiges beachten!

Zutaten:

- 500 g glutenfreie Fertigmehlmischung
- 21 g Frischhefe oder alternativ 1 Päckchen Trockenhefe
- 250 ml warmes Wasser
- eine gute Prise Salz
- 2 EL Olivenöl
- glutenfreies Mehl zum Bestäuben des Teiges

Backzeit:
225 Grad Ober- und Unterhitze ca. 25 Min.

Zubereitung:
Mehl in eine Schüssel geben und die Trockenhefe einstreuen. (Oder: Frischhefe in 250 ml warmen Wasser auflösen und zum Mehl geben.) Nun alle restlichen Zutaten dazu und alles gut mit Knethaken verrühren. Fertigen Teig mit Tuch abdecken und mindestens 60 Minuten ruhen lassen. Ofen auf 225 Grad vorheizen – auch das Backblech. Der Teig ist sehr klebrig, das ist in Ordnung so. Ein Backpapier in Größe des Bleches mit Mehl bestäuben und den Teig nun in Form des Backbleches ca. 1 cm dick ausrollen. Ich nehme dafür ein, mit glutenfreiem Mehl bestäubtes, Nudelholz. Weitere 25 Minuten ruhen lassen. Dann mit Tomatensauce bestreichen und nach Herzenslust belegen und backen.

Mürbeteig

Achtung:

Ruhezeit des Teiges beachten, und Butter rechtzeitig aus dem Kühlschrank nehmen!

Zutaten:

- 200 g glutenfreie Fertigmehlmischung
  (am besten auf Maisbasis)
- 100 g gemahlene Mandeln
  (Alternative: 100 g gemahlene Nüsse)
- 1 Päckchen Vanillezucker
- 90 g Zucker
- 1 Ei
- 125 g Butter
  (Wichtig: Die Butter muss Raumtemperatur haben.)

Backzeit:
175 Grad Ober- und Unterhitze, ca. 8 – 10 Min.

Zubereitung:
Alle Zutaten in einer Schüssel oder bemehlten Arbeitsfläche zu einem Teig verarbeiten. Den Teig in Frischhaltefolie packen und für mindestens 3 Stunden im Kühlschrank ruhen lassen.

Tipp:
Der Mürbeteig ist für vieles einsetzbar: Engelsaugen, Plätzchen zum Ausstechen, Spitzbuben oder auch als Boden für Käsekuchen.

Vanillekipferl

Achtung:
Ruhezeit des Teiges beachten, und Butter rechtzeitig aus dem Kühlschrank nehmen!

Zutaten:
- 80 g Zucker
- 2 Packungen Vanillezucker
- 200 g Butter
  (Wichtig! Die Butter muss Raumtemperatur haben.)
- eine Prise Salz
- 2 Eigelb
- 100 g Mandeln
- 280 g glutenfreie Fertigmehlmischung
  (am besten auf Maisbasis)
- Für die Kipferl zum Bestäuben noch ca. 100 g Zucker und 1 Päckchen Vanillezucker

Backzeit:
190 Grad Ober- und Unterhitze, ca. 8 – 10 Min.

Zubereitung: Zucker, Vanillezucker, Butter, Eigelb und Salz in einer Schüssel cremig rühren. Mandeln und Mehlmischung hinzugeben und zu einem festen Teig verarbeiten. In Frischhaltefolie wickeln und für mindestens 3 Stunden im Kühlschrank ruhen lassen. Ofen vorheizen. Den Teig zu Vanillekipferl formen und backen. Die gebackenen Kipferl kurz abkühlen lassen und in der Zucker- und Vanillezuckermischung wenden. Der Zucker haftet am besten, wenn die Kipferl noch leicht warm sind.

Pfannkuchen/Eierkuchen

Zutaten für ca. 6 Stück:
- 120 ml Milch
- 3 Eier
- 1 Prise Salz
- 120 g glutenfreie Fertigmehlmischung
  (ich nehme gerne Mehl auf Reisbasis)

Zubereitung:
Eier, Milch und Prise Salz in einer Schüssel verquirlen. Mehl hinzufügen und zu einem flüssigen Teig verrühren. Der Teig lässt sich leichter in der Pfanne zu flachen und dünnen Pfannkuchen verarbeiten, wenn er etwas flüssiger ist. Etwas Öl in eine Pfanne und die Pfannkuchen darin backen.

Nachwort

Dieses Buch ist meiner Tochter Sofie gewidmet. Du warst oft so tapfer und hast in vielen Momenten ganz schön stark sein müssen. Auch wird es immer wieder Momente geben, die dich missmutig stimmen werden. Doch eines weiß ich ganz genau: Du wirst deinen glutenfreien Weg später einmal wunderbar bestreiten, keine Frage! Ich liebe Dich und bin sehr stolz auf dich!

Auch möchte ich meinem lieben Ehemann Thomas „Danke" sagen. Danke, dass du mich oft aufgefangen hast und mich bei diesem Büchlein unterstützt hast! „Schreib doch ein Buch", hast du damals gesagt.

Lieben Dank auch an unsere ganze Familie, die immer hinter uns gestanden hat!

Und nicht zu vergessen, unsere lieben Freunde: Ohne euch läuft's einfach nicht (Lektorat, Grafikstudio, Kritiker, immer ein offenes Ohr!) und ich bin froh euch zu haben! Danke!

Autorin

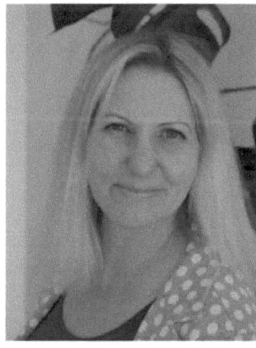 Melanie Fottner wurde 1981 in München geboren. Die gelernte Raumausstatterin und Fachfrau für Systemgastronomie ist verheiratet, hat zwei Kinder und lebt in Bayern, im Münchner Umland. Seit 2012 arbeitet sie bei einem IT Unternehmen. Zöliakie wurde bei ihrer Tochter im Alter von vier Jahren diagnostiziert.

Liste der verbotenen Zutaten

- Bulgur
- Dinkel
- Einkorn
- Emmer
- Gerste, Gerstenmalz, Gerstenmalzextrakt
- Grünkern
- Kamut
- Roggen
- Seitan
- Triticale
- Weizen und Weizenstärke
- Weizeneiweiß
- Weizenkleber

Achtung:

Auch Lebensmittel aus/mit vermeintlich glutenfreien Getreiden wie zum Beispiel **Hafer**, **Reis**, **Buchweizen** und **Mais**, sowie deren Produkte können (durch Kontamination) glutenhaltig sein!

Liste der verbotenen Zutaten

- Bulgur
- Dinkel
- Einkorn
- Emmer
- Gerste, Gerstenmalz, Gerstenmalzextrakt
- Grünkern
- Kamut
- Roggen
- Seitan
- Triticale
- Weizen und Weizenstärke
- Weizeneiweiß
- Weizenkleber

Achtung:
Auch Lebensmittel aus/mit vermeintlich glutenfreien Getreiden wie zum Beispiel **Hafer**, **Reis**, **Buchweizen** und **Mais**, sowie deren Produkte können (durch Kontamination) glutenhaltig sein!